QUE SAIS-JE ?

Les sys[illegible] santé en Europe

MARC DURIEZ
Ministère chargé de la Santé, DGS

DIANE LEQUET-SLAMA
Ministère chargé de la Santé, SESI

AVERTISSEMENT AUX LECTEURS

Le contenu de cet ouvrage n'engage que les auteurs et non les organismes auxquels ils appartiennent.

Les noms des auteurs apparaissent selon l'ordre alphabétique.

DES MÊMES AUTEURS

D. Lequet-Slama et M. Duriez, *Désengagement des institutions dans le financement de la protection sociale maladie et inégalités d'accès aux soins,* Commission des Communautés européennes, 1990.

D. Lequet-Slama et M. Duriez, *Convergence des politiques de maîtrise des dépenses de santé et inégalités d'accès aux soins,* Commission des Communautés européennes, 1991.

D. Lequet-Slama et M. Duriez, *Prise en charge de l'alcoolisme en Europe, indicateurs d'évaluation,* Commission des Communautés européennes, 1991.

M. Duriez, *La recherche en économie de la santé en France et en Allemagne,* CIRAC, 1992.

M. Duriez et S. Sandier, *Le système de santé en France. Organisation et fonctionnement,* CREDES, Ministère des Affaires sociales, de la Santé et de la Ville, 1993.

M. Duriez, P.-J. Lancry, D. Lequet-Slama, S. Sandier, *Le système de santé en France,* PUF, « Que sais-je » ?, n° 3066, 1996.

ISBN 2 13 048879 X

Dépôt légal — 1re édition : 1998, mai

108, boulevard Saint-Germain, 75006 Paris

Introduction

LES DIFFÉRENTS SYSTÈMES DE SANTÉ DE L'UNION EUROPÉENNE

En Europe, les systèmes de santé et de protection sociale maladie se sont inspirés dans leurs fondements de deux idéologies différentes. Dans l'option bismarckienne, la protection maladie est liée au travail et financée par des cotisations. Dans l'option développée par lord Beveridge dès 1942, l'accès aux soins est universel et les services financés par l'impôt.

En réalité, au fil des ans, les différences entre les deux modèles se sont largement estompées sous l'influence de l'évolution sociale.

Dans la pratique, on peut distinguer au sein de l'Union européenne, trois grandes catégories de systèmes de santé, les premiers articulés autour de caisses d'assurance maladie sous tutelle de l'État, les services nationaux de santé d'Europe du Nord et les systèmes mixtes d'Europe du Sud.

1. **Les systèmes articulés autour de caisses d'assurance maladie sous tutelle de l'État** *(Allemagne, Autriche, Belgique, France, Luxembourg, Pays-Bas)*. — Ce type de systèmes s'observe dans des pays de protection sociale ancienne, d'inspiration bismarckienne. Dans cette conception, l'État est investi du devoir d'as-

surer le « bien-être » de ses membres mais le bénéfice de l'assurance maladie est lié au travail. La nécessaire appartenance à une catégorie professionnelle pour bénéficier de la protection sociale maladie s'est toutefois atténuée à partir des années 70, au profit d'une généralisation à l'ensemble des résidents. L'assurance maladie universelle liée à une caisse unique, programmée dans la réforme « Juppé », en France, s'éloigne définitivement de cette inspiration.

Dans de tels systèmes, tutelle et financeurs ont des rôles distincts.

2. **Les services nationaux de santé d'Europe du Nord** *(Danemark, Grande-Bretagne, Finlande, Irlande, Suède).* — Les services nationaux de santé d'Europe du Nord constituent une deuxième catégorie de système où tutelle et financement sont assumés par la même instance administrative. Ils se fondent sur les principes beveridgiens d'accès universel aux soins et de fiscalisation des dépenses de santé. Il s'agit de systèmes créés au milieu du XXe siècle d'inspiration sociale-démocrate.

Le modèle de service national de santé, mis en place après-guerre, en Grande-Bretagne, s'est imposé progressivement en Irlande et dans les pays du nord de l'Europe (Finlande, Suède, Danemark). Certaines dispositions atténuent parfois les principes d'égalité d'accès. De plus, la réforme britannique de 1989 et les projets finlandais et suédois infléchissent sensiblement les procédures de répartition du budget santé en introduisant des mécanismes de concurrence interne.

3. **Les services de santé mixtes des pays du sud de l'Europe** *(Italie, Grèce, Espagne, Portugal).* — Les services nationaux de santé des pays du sud de l'Europe sont plus difficiles à caractériser dans une catégorie

homogène. Instaurés entre la fin des années 70 et le milieu des années 80 sur une base beveridgienne, ils se sont greffés sur des mosaïques de régimes et mutuelles déjà en place.

Le choix de créer un service national de santé était idéologique. Il résultait d'une réaction contre des régimes sociaux antérieurs souvent fondés sur un mutualisme qui favorisait certaines catégories de population et n'avait pas vocation à s'étendre à l'ensemble de la population. Il répondait aussi à la nécessité de mettre en place un programme de développement des structures sanitaires et de protection universelle de la population, particulièrement en Espagne, en Grèce et au Portugal. En Italie, il s'agissait, à la fin des années 70, de retrouver une cohésion nationale en une période d'essoufflement économique et de troubles politiques.

L'instauration de ces systèmes de santé et de protection sociale à une période de forte dépression économique devait très rapidement constituer un obstacle important à leur réalisation. Il en est résulté des systèmes hybrides qui, tout en confirmant les structures d'un service national, ont laissé subsister certains régimes particuliers de sécurité sociale.

Les responsables politiques de ces pays tentent depuis quelques années de revenir sur la générosité de systèmes de protection sociale que les conditions économiques ne peuvent plus garantir. Le danger de telles orientations est de voir s'atténuer progressivement les principes fondamentaux d'universalité et d'équité dans l'accès aux soins.

Chapitre I

ALLEMAGNE, UN SYSTÈME CENTRÉ SUR LA SANTÉ FINANCIÈRE DES CAISSES

Le système de santé allemand est structuré autour de régimes d'assurance maladie fondés sur l'appartenance professionnelle. Les caisses sont gérées paritairement. Elles sont responsables financièrement et fixent leurs taux de cotisation. La réforme Seehofer, adoptée fin 1992, modifie sensiblement les principes originels de fonctionnement.

La conception fédérale de l'État se retrouve dans l'organisation du système de santé. Il existe un partage de compétences entre l'État central et les Länder (régions) en matière de santé publique.

A la suite de la réunification des deux Allemagnes, le modèle de financement et d'organisation des soins de l'Allemagne de l'Ouest a été directement appliqué à l'Est où s'était mis en place un service national de santé de type soviétique.

Bref historique. — C'est en Allemagne, dès 1883, sous l'impulsion du chancelier Bismarck qu'est créée la première assurance maladie, au profit des ouvriers de l'industrie disposant d'un salaire inférieur à un certain seuil. Le Code impérial des assurances sociales, adopté en 1911, constitue l'événement majeur de l'histoire des assurances sociales.

En 1924, des mesures visant l'organisation du système sont prises : concentration des caisses maladie, réglementation des rapports entre médecins et organismes de protection maladie, création des associations de médecins, interlocuteurs obligés des caisses.

Après l'intermède du IIIe reich, période marquée par une régression tant en matière de couverture sociale que de participation des salariés, le Bundestag de la République fédérale rétablit, en 1951, les institutions gestionnaires et notamment la règle du paritarisme de gestion des organismes d'assurance. La législation ultérieure généralise le bénéfice de la protection maladie et harmonise les prestations servies entre les différents groupes socio-professionnels.

En 1977, l'Allemagne est le premier pays à instaurer une politique globale de maîtrise des dépenses de santé. Une instance spécifique est créée, l'*Action concertée,* réunissant l'ensemble des acteurs et des corps constitués concernés par la santé. Essentiellement indicatives, les recommandations prises par cette instance n'ont aucun caractère obligatoire. Leur efficacité ne dépend que de la force du consensus dégagé. L'instauration de cette conférence s'est inscrite dans le contexte propre à la République fédérale où la concertation entre partenaires, sans l'intervention des instances fédérales, s'est érigée en principe et constitue un rouage institutionnel essentiel de la résolution des problèmes économiques et sociaux.

Le motif premier de la politique instaurée en 1977 se réfère à la volonté de garantir l'équilibre comptable de l'assurance maladie afin de préserver la stabilité des taux de cotisation et donc, d'assurer un niveau de charges sociales économiquement acceptable pour les entreprises. Après des premiers résultats prometteurs, certaines dérives sont apparues, conduisant à l'adoption de mesures sporadiques (gel des rémunérations et des prix, augmentation de la participation financière des malades).

Les réformes récentes. — Bien qu'elle se situe dans la lignée des politiques antérieures, *la réforme Blüm,* adoptée en 1989, est par certains aspects, en rupture avec certains principes sur lesquels s'appuyait jusque-là le système de santé.

Ainsi en est-il de l'institution de tickets modérateurs pour plusieurs catégories de dépenses. La prise en charge des médicaments par l'assurance maladie est un des points importants du plan de Norbert Blüm avec l'instauration d'un système forfaitaire (Festbetrag). Les produits auxquels s'applique un forfait de remboursement ne font pas l'objet d'une participation financière des malades. Le pharmacien d'officine a le droit de substituer au médicament prescrit un médicament moins cher.

La réforme est essentiellement gestionnaire. Elle ne s'attaque pas aux problèmes structurels du système de santé : absence de compensation financière entre les caisses de sécurité sociale qui entraîne de forts écarts entre le montant des cotisations des assurés selon les régions et le type de caisses, démographie médicale non contenue, absence de coordination entre ambulatoire et hospitalisation, dualité du financement des hôpitaux par la sécurité sociale et les Länder.

La réforme Seehofer, adoptée le 20 décembre 1992, comprend deux types de mesures : des mesures d'urgence comme la budgétisation des honoraires médicaux, la fixation d'un budget de prescription pour les médecins et les hôpitaux, qui s'inscrivent dans la continuité de la loi Blüm, et trois réformes structurelles. Ces dernières sont mises en place par étapes. Elles concernent le financement des hôpitaux, la mise en place d'une coordination entre médecine ambulatoire et hospitalière associée à une rationalisation entre différentes spécialités et enfin l'instauration d'une concurrence entre caisses maladie.

Ces mesures ne sont pas uniquement guidées, comme les réformes antérieures, par la recherche d'un équilibre comptable des caisses maladie. Elles visent une stabilité du système à long terme en agissant sur les facteurs de blocages.

L'administration du système de santé

La conception fédérale de l'État allemand se retrouve dans l'organisation et la gestion du système de santé. Il existe un partage de compétences entre l'État fédéral et les Länder.

Au niveau fédéral, le ministère de la Santé est responsable de la santé publique, de la formation et des conditions d'exercice des professions de santé, de l'organisation et de la tutelle de l'assurance maladie, de la législation relative aux médicaments, des principes de fonctionnement des hôpitaux.

Au niveau régional, chaque Land possède son « gouvernement interne » intégrant, en particulier, un ministre de la Santé, compétent en matière d'adaptation des directives fédérales. Par ailleurs, les prérogatives en matière de politique d'investissements hospitaliers, lits et plateaux techniques étaient, jusqu'en 1996, du ressort exclusif de la région.

Si l'État assume son rôle régalien en matière de santé publique et d'organisation générale, *la gestion des caisses maladie est sous la responsabilité des partenaires sociaux.* Les prestations médicales et leur rémunération sont organisées par les associations de caisses et unions professionnelles de praticiens ou établissements hospitaliers.

L'assurance maladie

L'assurance maladie n'est obligatoire que jusqu'à un certain seuil de revenu (64 080 DM en 1995). Les salariés dont le revenu dépasse ce seuil, les fonctionnaires et professions libérales ont la liberté de s'affilier soit à une caisse du régime légal d'assurance maladie, soit auprès d'une caisse d'assurance privée (PKV). En 1995, 81 millions de personnes bénéficient d'une assurance maladie :

— 72 millions sont affiliées à un régime de l'assurance légale maladie. Celle-ci est organisée en caisses de statuts différents, régionales, professionnelles et d'entreprises ;

— 7 millions sont assurées auprès de compagnies privées ;
— 2 millions de personnes relèvent de régimes spéciaux.

Un des grands principes du système allemand est l'autonomie de gestion de l'assurance maladie. Ce principe implique que chaque caisse soit responsable de son propre équilibre comptable. Ainsi, le taux varie en fonction des dépenses et des recettes de l'exercice précédent. L'usager bénéficie du tiers payant. Des tickets modérateurs sont appliqués aux biens médicaux, aux cures et aux soins d'auxiliaires médicaux.

Il existe huit grands régimes d'assurance maladie constitués d'une multitude de caisses, bien que de nombreuses fusions aient eu lieu depuis la mise en place de la réforme Seehofer. Les quatre principaux régimes sont le régime général ou régime des caisses locales d'assurance maladie (AOK), les caisses maladie d'entreprises (BKK), des artisans et commerçants (IKK), et le régime des caisses agricoles (LKK).

Les prestations sont intégralement financées par les cotisations, prélevées à part égale entre employeurs et employés. L'État ne subventionne que les chômeurs et exceptionnellement, les régimes en déficit démographique (agriculteurs et mineurs). En 1994, le taux moyen de cotisation s'élevait à 13,5 % du salaire à l'ouest et à 12,5 % à l'est. Jusqu'à cette date, on a pu observer de grands écarts entre les taux pratiqués, selon les caisses et selon les régimes. La réforme Seehofer a mis en place, depuis, un système de compensation et introduit le principe d'une concurrence en 1996. Les différences de conditions légales entre les organismes sont abolies.

L'offre de biens et de services médicaux

2,2 millions de personnes étaient employées dans le domaine de la santé en 1996.

Les professions de santé. — *Les médecins* sont des « médecins de caisses ». La densité médicale est de 1 médecin pour 300 habitants à l'ouest, et de 1 pour 360 à l'est. A l'ouest, environ 89 000 médecins ont une pratique de ville, 104 000 exercent à l'hôpital et 24 000 sont dans l'administration ou l'industrie. A l'est, 19 000 médecins exercent en ambulatoire, 21 000 à l'hôpital et 4 000 dans les autres secteurs.

Les *médecins de premier recours ou médecins de famille* comprennent les généralistes, les médecins sous formation spéciale, les praticiens de médecine interne et les pédiatres. Ces deux dernières catégories doivent choisir entre exercer comme médecin de famille ou spécialiste. La loi Seehofer délimite le domaine d'activité de ces deux types d'exercice. Le médecin de famille, agréé par des comités paritaires composés de praticiens et représentants de caisses, n'a plus le droit de fournir des prestations spécialisées. Les spécialistes ne doivent pas faire de médecine générale. L'installation comme médecin de famille est subordonnée à une formation continue en trois ans.

L'assuré doit s'inscrire auprès d'un médecin pour une durée d'un an minimum.

Les médecins spécialistes peuvent exercer en cabinet ou à l'hôpital. Le rapport entre spécialistes et généralistes s'est modifié depuis vingt ans en faveur des premiers.

La réforme Seehofer a fortement limité la liberté d'installation des médecins. L'attribution des places de médecins libérées est réglementée en tenant compte des listes d'attente, des intérêts des cabinets médicaux déjà en place. A partir de 1999, des restrictions légales seront mises en place. Les autorisations seront déterminées par une analyse des besoins. Elles prendront fin automatiquement lorsque le praticien atteindra 68 ans. Si le nombre de places fixé par le comité paritaire est dépassé de plus de 10 %, on considérera qu'il y a suréquipement.

Chaque médecin est rémunéré à l'acte par les Unions professionnelles de médecins qui répartissent, chaque trimestre, entre leurs membres, l'enveloppe accordée par les caisses maladie. Il se voit fixer, en outre, un montant maximum de prescriptions pharmaceutiques et de biologie.

Les chirurgiens-dentistes peuvent également être intégrés dans le système en tant que dentistes de caisses. Ils étaient environ 56 000 en 1995, soit une densité de 1 dentiste pour 1 250 habitants à l'ouest et de 1 pour 1 350 habitants à l'est.

Les infirmiers et sages-femmes exercent en quasitotalité à l'hôpital.

Les hôpitaux. — Entre 1,2 et 1,3 million de personnes travaillent dans le secteur hospitalier.

Les hôpitaux peuvent être publics, privés à but non lucratif ou privés lucratifs. La capacité est de 657 000 lits à l'ouest et 140 000 lits à l'est. 80 000 lits environ sont estimés excédentaires. Les deux tiers des hôpitaux sont des hôpitaux généraux. La densité en lits est de 8 pour 1 000 habitants. Le taux d'occupation moyen est assez élevé (81 %).

Depuis la réforme de 1992, les médecins hospitaliers ayant une qualification spéciale sont autorisés par la loi à fournir des prestations ambulatoires hautement spécialisées. Les hôpitaux sont agréés pour les opérations ambulatoires et pour les soins pré- et post-stationnaires.

En matière de *financement*, l'hospitalisation s'est toujours située en marge des diverses politiques de maîtrise des dépenses. Les difficultés rencontrées ont été générées par l'opposition entre médecine hospitalière et médecine de ville et surtout, par le caractère dual du financement. En effet, les dépenses de fonctionnement étaient assumées par l'assurance maladie, alors que les dépenses d'investissements étaient du ressort des Länder. Le conflit d'intérêts était permanent entre les deux instances. L'inflation spécifique du secteur hospitalier a été, de plus, accentuée par le principe d'un financement basé sur un prix de journée moyen unique, fixé au niveau du Land.

Les principes de la réforme hospitalière de 1992 ne se sont appliqués à l'ensemble des établissements qu'en 1996. Les prix doivent désormais se fonder sur l'évaluation des prestations médicales. Le paiement se fait sur la base de *rémunérations forfaitaires* fixées au niveau de chaque Land. Il s'agit de forfaits globaux, couvrant toutes les prestations d'un type déterminé de traitement et de forfaits partiels rémunérant seulement les actes relatifs à une affection secondaire ou intervenant après un premier motif d'hospitalisation. Les hôpitaux ont le droit de réaliser des bénéfices. Les déficits ne sont plus couverts par les caisses d'assurance maladie. Le montant des prestations devient indépendant de la durée d'occupation. Les coûts d'investissement sont financés sur les forfaits par cas.

La liste des forfaits est établie au niveau fédéral par décret. A chacun des forfaits est affectée une valeur en points dont le montant est déterminé au niveau de chaque Land afin de tenir compte des spécificités régionales de coûts.

La pharmacie. — Les médicaments sont distribués par des officines de ville (1 pour 3 600 habitants à l'ouest et 1 pour 6400 à l'est) et des pharmacies hospitalières.

Les pharmaciens ont le droit, depuis 1989, de substituer un médicament moins cher à celui prescrit par le médecin. Ce droit doit favoriser la concurrence.

L'usager doit payer un ticket modérateur variable en fonction du conditionnement et du prix du produit.

L'industrie pharmaceutique est très puissante. Elle bénéficie d'une liberté de fixation des prix, fortement entravée toutefois par le système du forfait de remboursement, instauré par la réforme Blüm. Ces forfaits établis par une commission constituée de représentants des caisses, des médecins et de l'industrie pharmaceutique sont alignés, en pratique, sur le prix des génériques. Ils ne s'appliquent pas aux médicaments récents innovants afin de ne pas léser la recherche pharmaceutique.

Chapitre II

AUTRICHE, LE RESPECT DE L'ORTHODOXIE BISMARCKIENNE

L'Autriche possède un système de santé dont l'organisation se rapproche de celle de l'Allemagne. Les caisses d'assurance maladie jouent un rôle très important dans la gestion des activités.

Avec 9,7 % de ses richesses consacrées à la santé en 1994, l'Autriche fait désormais partie des pays où le secteur de la santé fait sentir son importance sociale et économique.

Bref historique. — L'introduction d'une sécurité sociale obligatoire a été réalisée juste après l'adoption par l'Allemagne de lois sociales, sous l'impulsion du chancelier Bismarck. La loi de février 1886 se réfère largement à la loi allemande. Entrée en vigueur en août 1889, l'assurance maladie s'est étendue progressivement à tous les travailleurs salariés et aux professions indépendantes. En 1920, un régime spécial est institué pour les fonctionnaires. Ce n'est qu'en 1965 que l'assurance maladie devient obligatoire pour les agriculteurs.

Après la seconde guerre mondiale, les fondements juridiques de l'assurance maladie autrichienne sont remis en vigueur. En 1955, la loi générale sur la sécurité sociale organise le financement du système sanitaire par l'assurance maladie. A partir de 1978, le Gouvernement fédéral et les Länder (régions) concluent une série de conventions sur le financement des hôpitaux. En 1980, la couverture maladie est étendue à la médecine préventive et aux prestations du secteur privé.

Orientations récentes. — Actuellement, le système de santé autrichien est dans une phase de réforme dont les objectifs sont la recherche d'un accès aux soins plus équitable et mieux répartis géographiquement, d'une qualité des soins conforme aux standards internationaux, d'une activité sanitaire plus efficace, d'une capacité d'offre adaptée à la demande.

Les orientations des réformes visent l'évaluation des structures et des modalités de financement nouvelles pour les structures hospitalières.

Un nouveau plan sanitaire, arrêté en 1994, impose des mesures relatives à la limitation de la démographie médicale et à sa répartition entre régions. En effet, en Autriche, le déséquilibre de l'offre de soins est particulièrement important. Ce plan réglemente, par ailleurs, le nombre et la distribution des lits de court séjour et des équipements médico-techniques.

L'administration du système de santé

L'Autriche est une Fédération de neuf Länder autonomes. La répartition des compétences entre État central et Länder est organisée par la Constitution fédérale.

L'autorité fédérale prend les lois-cadres en matière de santé alors que les Länder sont responsables de l'application des lois et du fonctionnement des structures de santé. L'État central a un pouvoir de contrôle général sur les hôpitaux.

Au niveau central, le *ministère de la Santé et de l'Environnement,* créé en 1972, est responsable de la santé publique, de la gestion des activités sanitaires, de l'application de la législation, de l'autorisation de mise sur le marché. Le ministère des Affaires sociales exerce la tutelle de l'assurance maladie.

Les autorités fédérales n'exercent pas de pouvoirs directs sur les services sanitaires locaux qui sont du ressort de l'administration des Länder.

Le Fonds de coopération hospitalière, le KRAZAF, est un organisme de contrôle et de planification. Il est financé par les caisses d'assurance maladie, le gouvernement fédéral, les Länder et même les communes.

Au niveau régional, *chaque Land* possède son gouvernement interne. Les Länder financent et contrôlent les investissements hospitaliers et les dispensaires. Ils évaluent les décisions prises en matière de santé par les communes, en fonction des directives régionales et fédérales.

La protection sociale maladie

L'assurance obligatoire. — Quasiment toute la population est couverte par une assurance maladie obligatoire. Tous les salariés et les membres des professions indépendantes ainsi que leurs familles sont assurés.

Il existe 24 caisses maladie organisées sur une base professionnelle qui n'offrent pas la même couverture. Le régime général (ASGV) qui assure environ 80 % de la population est le plus avantageux. Les assurés bénéficient du tiers payant et n'assument aucune participation au financement des soins. Par contre, les ayants droit doivent payer un ticket modérateur de 10 % du tarif journalier d'hébergement à l'hôpital. Dans les autres régimes, les usagers ont 20 % du coût des traitements médicaux à leur charge.

L'activité des caisses est coordonnée par la Fédération de la Sécurité sociale.

Globalement, l'assurance maladie publique participe au financement des soins à raison de 60 %. Les cotisations sont supportées à égalité par les salariés et par les employeurs. Représentant 8 % du salaire, elles sont relativement peu élevées par rapport aux taux pratiqués dans les autres pays d'Europe.

L'assurance privée. — 40 % des assurés ont souscrit une assurance privée complémentaire. Les primes sont déductibles des impôts jusqu'à un certain plafond (4 000 schillings, en 1995). La protection complémentaire couvre les dépenses de confort, les soins dentaires non remboursés par l'assurance maladie, le montant des tickets modérateurs pour les médicaments et l'hôpital. 30 % des recettes des hôpitaux proviennent des assurances privées.

L'offre de biens et de services médicaux

En 1996, 1,2 million de personnes travaillaient dans le secteur de la santé.

Il existe une séparation très nette entre médecine ambulatoire et hospitalisation. Le gouvernement tente de remédier à cette situation en avançant le concept de « système de santé intégré » et en incitant à développer les formules d'externalisation des soins.

Les professions de santé. — Sur les 28 500 *médecins* en activité, près de la moitié exerce en milieu hospitalier. La densité est de 1 médecin pour 260 habitants. La répartition du corps médical est très inégale entre les districts urbains et les zones rurales. Dans ces dernières, le manque de médecins spécialistes est patent : 1 spécialiste pour 1 000 habitants dans les centres urbains contre 1 pour 5 330 dans les autres régions.

Les *médecins généralistes* exercent, pour l'essentiel, en libéral et en cabinets individuels.

Ils sont rémunérés sur la base d'honoraires dont les tarifs sont arrêtés par conventions conclues entre la

Fédération des caisses d'assurance maladie et l'Ordre des médecins. Beaucoup de caisses ont institué un paiement mixant rémunérations forfaitaires et à l'acte. Le forfait est variable selon les régions et la nature des soins administrés. Dans certains Länder, son montant est inversement proportionnel au nombre de visites effectuées par le praticien. L'objectif d'une telle disposition est d'obtenir une répartition plus équitable des patients entre médecins.

Chaque praticien est conventionné individuellement. En principe, les médecins sont libres de s'installer où ils le souhaitent mais, dans le cadre de la médecine de caisses, une régulation est organisée.

Les médecins travaillant à l'hôpital sont rémunérés sur la base de contrats de droit privé même s'ils exercent dans des établissements publics. Outre leurs salaires, ils perçoivent un pourcentage des recettes supplémentaires obtenues par l'hôpital.

L'exercice en tant que médecin généraliste nécessite trois années complémentaires de pratique clinique, obligation tout à fait théorique en raison du manque de places pour effectuer ces stages. Il n'existe pas de *numerus clausus* à l'entrée des études médicales.

Les patients sont libres de choisir leur médecin mais ne peuvent modifier ce choix pendant un trimestre. Si l'assuré consulte un autre médecin que celui qu'il a choisi, il ne sera remboursé que partiellement par sa caisse.

Il existe une filière de soins entre médecin généraliste et soins secondaires mais, en réalité, son non-respect n'est pas sanctionné.

Les effectifs de *médecins spécialistes* conventionnés sont insuffisants, particulièrement dans certaines spécialités comme l'ophtalmologie, la gynécologie et la dermatologie.

Les *dentistes* sont peu nombreux. Leur densité est de 0,5 pour 1 000 habitants.

320 000 *infirmiers* travaillent à l'hôpital. L'assistance à domicile demeure encore réduite. Le manque de personnel infirmier a conduit à la création, en 1992, de la profession d'infirmier auxiliaire.

Les hôpitaux. — Environ 100 000 personnes travaillent à l'hôpital dont 13 400 médecins. Les effectifs d'infirmiers et de médecins spécialistes sont insuffisants.

L'Autriche compte environ 319 hôpitaux dont 215 sont publics. La densité en lits hospitaliers est de 8 lits pour 1 000 habitants environ. Un mouvement de privatisation a été amorcé dans certains secteurs hospitaliers. Le secteur privé lucratif ne représente qu'un peu moins de 5 % des lits. Sur les neuf Länder, trois seulement ont un hôpital universitaire.

Près des deux tiers des lits sont situés dans des hôpitaux généraux, 27 % dans des structures spécialisées. Leur répartition sur l'ensemble du territoire révèle de très importantes disparités.

Les hôpitaux sont gérés par l'État fédéral ou les Länder, les municipalités, les caisses d'assurance maladie, des organismes religieux.

L'organisation et la rénovation des hôpitaux sont de la compétence des autorités internes des Länder. La construction de nouveaux établissements et leur restructuration doivent être approuvées par le Fonds de coopération des hôpitaux. Chaque hôpital est dirigé par une direction collégiale représentant les services médicaux, infirmiers et administratifs.

Le financement des coûts hospitaliers ordinaires est basé sur le versement d'un prix journalier uniforme indépendant du coût effectif du traitement, fixé par les autorités hospitalières et le gouvernement du Land.

Les caisses d'assurance maladie ne prennent en charge qu'une partie du forfait, le « tarif standard ». Le financement doit être réformé par l'introduction de forfaits par pathologies, à l'instar du système allemand.

La pharmacie. — Le gouvernement fédéral réglemente le secteur pharmaceutique.

La distribution est assurée par des officines publiques et, dans certaines zones reculées, par les médecins. Les pharmacies, au nombre de 2 000 environ, pratiquent le tiers payant et se font rembourser mensuellement par les caisses d'assurance. Leur nombre est contingenté.

Si la Commission des prix du ministère de la Santé fixe un prix plafond officiel, la Fédération de l'assurance maladie a la faculté d'obtenir, par négociation, une valeur inférieure à la valeur officielle pour les médicaments pris en charge.

Chapitre III

BELGIQUE
UN SYSTÈME DE SANTÉ ÉCLATÉ ENTRE COMMUNAUTÉS CULTURELLES

La Belgique tire son originalité de sa structure administrative très éclatée en raison de ses spécificités linguistiques et culturelles et du fait que la mutualité est gestionnaire du système de sécurité sociale.

L'offre de soins ambulatoires est libérale alors que, à l'inverse, l'offre hospitalière est entièrement publique ou parapublique.

Bref historique. — En Belgique, les pouvoirs publics ont longtemps été désireux d'encourager les initiatives privées, qu'elles proviennent de sociétés mutuelles ou de compagnies d'assurance. En 1851, le mouvement mutualiste est reconnu juridiquement. Il faut cependant attendre 1903, pour que naisse la première législation obligatoire consacrée aux accidents du travail. L'assurance maladie invalidité s'organise lentement dans une optique libérale et n'offre qu'une protection très partielle.

Ce n'est qu'à la fin de la seconde guerre mondiale que l'arrêté-loi du 28 décembre 1944 institue un régime d'assurance applicable aux seuls travailleurs salariés. Le financement prévu est tripartite : salariés, employeurs et État. La structure mutualiste est incluse dans la gestion de l'assurance. Le système s'étend ensuite progressivement à l'ensemble de la population, mais pour le seul gros risque.

A partir de la troisième révision constitutionnelle (1968-1971), trois communautés culturelles sont créées avec certains pouvoirs. Il s'agit de la communauté de langue française, de celle de langue flamande et de la communauté de langue allemande. Une loi d'août 1974 affirme le principe de la régionalisation. En 1980, la structure constitutionnelle de la Belgique est profondément remaniée et d'importantes fonctions sont retirées à l'administration centrale pour être confiées aux régions flamande et francophone.

Le pays est actuellement extrêmement divisé en communautés, régions et commissions de communautés pour la région de Bruxelles.

Orientations récentes. — Le système de santé belge a été confronté, comme la plupart de ses partenaires européens, à une forte croissance de ses dépenses de santé. Il semble toutefois que les moyens qui lui sont attribués sont insuffisants et surtout que la rationalisation du système est entravée par sa structure administrative et politique.

Un programme permettant d'analyser le comportement des médecins en matière de prescriptions a été lancé en 1996. Cette initiative doit permettre d'élaborer des références médicales concernant les prescriptions.

Le gouvernement a arrêté également, en 1996, un certain nombre d'orientations concernant la maîtrise des dépenses.

Une politique de modernisation de la Sécurité sociale a été menée à partir de la fin 1995. Les mesures adoptées en matière de santé visent, plus particulièrement, les groupes sociaux fragilisés. Les enveloppes budgétaires devront être généralisées à l'ensemble des activités.

Le programme du gouvernement pour 1996-1997 cherche à redéfinir une conception globale des soins. Y figurent aussi l'instauration d'une limitation du nombre de médecins – qui n'entrera en vigueur, en principe, qu'en l'an 2002 – la réévaluation du rôle du généraliste qui aurait une nouvelle fonction d'orienteur vers les soins secondaires...

L'administration de la santé

L'administration de la santé est très éclatée, à l'image de la nouvelle constitution belge. On distingue la région wallonne, la région des Flandres. Bruxelles est divisée en trois entités, de langue française, flamande et bilingue. Par ailleurs, des Communautés de langue française et allemande disposent de certaines prérogatives. Il en résulte une répartition complexe des compétences entre l'autorité fédérale, les régions et les communautés.

L'autorité fédérale. — *Le ministère de la Santé publique* exerce un rôle de coordination et de régulation générale du système de santé. Il est responsable de la santé publique, de la médecine sociale et des établissements de soins.

Il assure un rôle de liaison entre la composante préventive qui relève de la compétence des Communautés et des régions et la composante soins curatifs qui est du ressort du gouvernement fédéral. *Le ministère des Affaires sociales* a la tutelle de la Sécurité sociale.

L'Institut national d'assurance maladie et invalidité (INAMI) assure l'administration et la gestion financière de l'assurance maladie. Il possède un service de contrôle médical. Il est administré par des représentants du patronat, des syndicats de salariés, des professions indépendantes, des fonds d'assurance individuels et des professions de santé. L'INAMI négocie avec l'Association des médecins le niveau des tarifs d'actes médicaux.

Les régions. — Il existe dans les régions wallonne et flamande des Départements des affaires sociales et de santé publique, responsables de la prévention, de l'éducation sanitaire, de l'application des normes d'agrément pour les hôpitaux, de la planification et des soins à domicile aux personnes âgées.

La région de Bruxelles est divisée en trois entités : la Commission de la Communauté francophone (COCOF), la Commission de la Communauté flamande (COCON) et la Commission de la Communauté bilingue.

Les Communautés. — La Communauté de langue française a transféré une grande partie de ces pouvoirs en 1992 et 1994 à la région wallonne et à la Commission de la Communauté francophone de Bruxelles. Comme la Communauté de langue allemande, créée en 1984, elle a des pouvoirs en matière de prévention et éducation de la santé.

La protection sociale maladie

L'assurance maladie publique. — La Belgique a une particularité : les mutuelles assurent la gestion de l'assurance maladie et invalidité obligatoire. La Sécurité sociale collecte les cotisations et finance les prestations servies. La quasi-totalité de la population est couverte par le régime d'assurance maladie. Le régime de Sécurité sociale n'offre pas les mêmes prestations selon que l'assuré est salarié ou travailleur indépendant.

L'assurance du régime général couvre les salariés et leurs ayants droit ainsi que les retraités, les veuves et orphelins et les personnes handicapées (VIPO). Environ 86 % de la population dépendent de ce régime qui couvre le gros risque et le petit risque. Les bénéficiaires sont divisés en *trois catégories,* les deux dernières ayant une protection maladie supérieure : la population active, les « VIPO 75 % » et les VIPO 100 %.

Pour les indépendants, l'assurance obligatoire ne couvre que le gros risque : hospitalisation, chirurgie, soins pour maladies chroniques. Environ 14 % de la population sont couverts par ce régime.

La couverture sociale est offerte par les mutuelles qui sont regroupées en cinq fédérations selon des critères politiques, religieux ou d'activités. L'Alliance nationale des mutualités chrétiennes et l'Union des mutualités socialistes sont les principales ; elles couvraient respectivement 46 % et 26 % des assurés en 1994. L'Union nationale des mutualités a environ 11 % d'adhérents, les Mutualités professionnelles, 10 % et l'Union des professions libérales, 6 %.

Les régimes d'assurance maladie sont financés à 39 % par les subventions de l'État, à 23 % par les cotisations des salariés et à 34 % par les cotisations des employeurs. 4 % correspondent aux produits de placements financiers.

En plus de la gestion de l'assurance maladie, les mutuelles ont aussi la possibilité de jouer le rôle d'assureur complémentaire.

L'assurance maladie complémentaire. — Elle est offerte par les mutuelles publiques et les compagnies d'assurance privées.

Les compagnies d'assurance commerciales couvrent plus particulièrement l'hospitalisation et la médecine ambulatoire pour certaines maladies graves. Les mutuelles paraissent plus présentes dans la couverture du petit risque.

L'Alliance nationale des mutualités chrétiennes et l'Union nationale des mutualités socialistes estiment à environ 75 % la proportion de leurs affiliés disposant d'une extension à la couverture légale.

L'offre de soins et de biens médicaux

Les professions de santé. — *Les médecins :* il y avait 36 800 médecins en 1995, soit 1 pour 274 habitants. Sur ce total, environ 23 750 exerçaient en soins ambulatoires.

Les généralistes ont essentiellement un mode d'exercice libéral. Ils sont seuls avec les pédiatres à pouvoir faire des visites à domicile. La plupart des *spécialistes* exercent en milieu hospitalier mais une partie a aussi une pratique privée en ville. En 1995, la répartition était de 53 % de généralistes et 47 % de spécialistes.

Les médecins sont rémunérés à l'acte, même dans les hôpitaux. 90 % d'entre eux sont conventionnés.

Il n'y a pas de *numerus clausus* aujourd'hui, toutefois, le principe d'une régulation de la démographie médicale est souhaité par la profession.

Les dentistes exercent essentiellement en pratique libérale. Ils étaient 7 000 en 1995.

Les usagers sont libres de consulter le médecin de leur choix. Il n'y a pas de filière de soins. Le tiers payant n'est pas autorisé pour les consultations et visites.

L'hôpital. — Le secteur hospitalier est gouverné par une loi de 1963, plusieurs fois modifiée depuis. Le gouvernement fédéral a la responsabilité de définir le cadre et la politique hospitalière. Il régule les équipements médicaux. Il subventionne les hôpitaux et peut éventuellement prendre en charge les déficits.

Tous les hôpitaux doivent fonctionner sur une base non lucrative et sont la propriété soit du secteur public soit d'associations confessionnelles.

L'ouverture d'un établissement est soumis à l'autorisation du ministre de la Santé publique. Les investissements sont subventionnés par le même ministère. Les établissements publics reçoivent 75 % des frais engagés et les hôpitaux privés non lucratifs, 60 %. Les lits hospitaliers sont répartis par moitié entre les deux secteurs.

En 1995, les 333 hôpitaux disposaient d'une capacité en lits de 74 500. Deux tiers des lits sont dans des services de soins aigus. Ce type de soins est majoritairement assuré par le secteur privé non lucratif (à 60 %) ; 15 % environ des lits sont dans des unités gériatriques et de long séjour.

Une politique de restructuration a été mise en œuvre au début des années 90. Elle a conduit à une diminution du nombre de lits, à des fusions, à une coopération entre structures. Toutes les petites unités ont été fermées. Des critères minimaux d'activité ont été imposés : 400 accouchements par an pour les maternités, un taux d'occupation de 70 % pour les services psychiatriques.

Le financement des hôpitaux est fixé de façon prospective à partir de budgets et d'objectifs quantifiés annuellement en termes de journées d'hospitalisation.

Le prix de journée couvre uniquement l'encadrement en personnel soignant et des frais d'hôtellerie, le reste relevant d'un budget global.

La Belgique étudie actuellement la possibilité d'introduire des paiements par cas fondés sur les DRG (Diagnosis Related Groups).

La pharmacie. — Le ministère de la Santé est responsable de l'enregistrement et de la commercialisation des spécialités pharmaceutiques. La Commission des prix qui dépend du ministère de l'Économie fixe les prix des médicaments.

L'INAMI exerce une influence sur le niveau des prix par référence à sa liste de médicaments remboursés.

Les prix sont bas par rapport à d'autres pays. Pendant les années 80, le gouvernement a tenté d'encourager l'industrie locale.

Les produits génériques ont été introduits sur le marché belge en 1985.

Le nombre et la localisation des pharmacies sont contrôlés par la loi. La moitié des officines appartiennent à des pharmaciens. 95 % des pharmacies sont conventionnées. En 1995, 5 270 officines et un peu moins de 400 médecins dispensaient des médicaments.

Seuls les produits inscrits sont pris en charge par la Sécurité sociale. Pour les assurés, le ticket modérateur varie en fonction de la catégorie du médicament. La catégorie des VIPO 100 en sont exonérés.

Chapitre IV

DANEMARK, UN SYSTÈME DE SANTÉ TRÈS DÉCENTRALISÉ

Construit en 1973 sur le modèle d'un service national de santé, le système danois est très décentralisé. Il est financé à environ 85 % par la fiscalité locale et nationale. Il assure à la population entière la gratuité et l'égalité d'accès à la quasi-totalité des services de soins.

Ce système concilie de façon originale pratique libérale et capitation, maîtrise des dépenses de santé et soins de qualité.

Bref historique. — Après plusieurs expériences, le pays s'était doté, en 1964, d'un véritable système de Sécurité sociale. Un ensemble de caisses assuraient le financement des dépenses liées à la maladie. La majorité de la population était assurée pour une cotisation minime auprès de treize mutuelles, grâce à une participation très importante de l'État. Une petite partie des Danois, du fait de leurs revenus élevés, devait souscrire pour le risque maladie une assurance privée qui, elle, ne bénéficiait pas de l'aide de l'État. Depuis la loi de réforme de 1973, la protection de la santé est élargie à toute la population. L'étendue de la couverture est demeurée cependant liée, jusqu'en 1976, à un plafond de revenus.

Orientations récentes. — L'orientation des politiques suivies depuis le début des années 80 va vers la recherche d'une meilleure efficacité et d'une plus grande efficience des services de santé. Les autorités ont engagé une politique de réduction des dépenses hospitalières en renforçant les soins primaires. De façon volontariste, aucune réforme, aucun projet gouvernemental n'a envisagé de privatisation des services de santé.

En janvier 1997, un rapport élaboré par un groupe d'experts sur les problèmes structurels du système de santé danois dénonçait les listes d'attente persistantes dans les hôpitaux et le manque de coordination entre comtés qui conduit à des incohérences dans l'offre de soins. Le rapport préconise des accords interrégions pour certaines spécialités souvent mal représentées, l'extension de la liberté de choix de l'hôpital par le patient, une meilleure répartition des personnels médicaux. Il propose également la création d'une direction unique administrative à la tête de l'hôpital.

L'administration de la santé

L'administration du service national de santé institué en 1973 est très décentralisée. Elle s'est fondée sur les structures locales (comtés, municipalités) du système antérieur. Les autorités locales ont été regroupées, leurs responsabilités financières et politiques, en matière de protection sociale et d'organisation des structures sanitaires, élargies.

Au niveau central, l'État central exerce la tutelle et la coordination de l'ensemble du système. Il intervient pour garantir l'ordre sanitaire et l'harmonisation des politiques des comtés. Le *ministère de la Santé* est la principale autorité en la matière. Il est responsable de la législation sanitaire et élabore des directives de politique générale. Il est assisté dans ses tâches par des organismes et agences qui jouissent d'une grande indépendance et ont des fonctions exécutives, de conseil ou de contrôle. Le principal organisme, le *Conseil national* *de santé,* essentiellement composé de professionnels de santé, coordonne l'offre de soins et établit des directives de planification.

Au niveau régional, les *Conseils de comtés,* au nombre de 16 (14 comtés et les villes de Copenhague et Frederiksberg), sont responsables de la gestion et de la planification de la plupart des services sanitaires, incluant les hôpitaux, les services de premier recours et les soins préventifs.

Les comtés, dont la population peut varier de 46 000 à 600 000 personnes, consacrent près de 70 % de leurs budgets à la gestion des services de santé.

Au niveau local, l'action des *municipalités* est plus axée sur les problèmes sociaux, les services de santé proprement dits ne représentent que 5 % de leurs budgets.

Les conseils municipaux, au nombre de 275, gèrent les services communautaires : soins infirmiers à domicile, services de médecine scolaire, soins dentaires aux enfants. Plus récemment, les municipalités sont devenues également responsables des structures de prise en charge des personnes handicapées mentales ainsi que des soins de longue durée. Elles ont même été rendues financièrement redevables du coût du maintien à l'hôpital des patients âgés qui ne nécessitent plus de soins intensifs.

Les comtés et les municipalités sont gouvernés par des conseils élus.

Le système étant décentralisé, toutes les propositions faites au niveau central sont appliquées librement par les comtés et municipalités selon des échéances qui leur sont propres.

La protection sociale maladie

L'assurance publique. — Deux systèmes de protection maladie coexistent : un système général qui draine

97 % de la population *(statut 1)* et un système particulier *(statut 2),* qui n'attire que 3 % des habitants.

Dans le cadre du système général, l'assuré choisit pour un an, sur une liste dressée par le comté, son médecin généraliste. Ce dernier joue un rôle pivot entre le malade et la médecine spécialisée ou hospitalière. Dans le statut 2, le malade a la possibilité de choisir son médecin et un libre accès aux soins secondaires en contrepartie d'une participation financière plus élevée.

Bien que le service national de santé dispense gratuitement une grande partie des services sanitaires, l'utilisation de certains est assortie de tickets modérateurs. C'est le cas pour les soins dentaires, la kinésithérapie, l'optique, la chiropractie, la podologie.

L'assurance privée. — Une compagnie d'assurance privée (Danmark) rembourse les frais médicaux restés à la charge du patient. Au cours des années 80, le nombre de personnes affiliées à une assurance volontaire a progressé passant de 10 % environ à 26 % de la population. De plus, la demande s'est réorientée vers des polices offrant une meilleure couverture.

L'offre de soins et de biens médicaux

125 000 personnes travaillent pour le système de santé danois, plus des trois quarts en milieu hospitalier. Les médecins et les dentistes représentent 15 % de l'ensemble, les infirmiers 23 %.

Le financement des soins ambulatoires a été transféré, dans les années 70, des municipalités aux comtés afin de mieux coordonner ces services.

Les professions de santé. — Pour les patients de statut 1, le *médecin de famille* est le premier recours obligé au système de soins. Il s'agit d'un généraliste qui remplit un rôle de coordonnateur des soins assurés au malade. En 1995, il y avait 3 200 médecins généralistes en activité, représentant 79 % de l'ensemble des praticiens exerçant en ambulatoire.

Le *médecin généraliste* est conventionné. Il exerce en indépendant, soit au sein d'un cabinet individuel, soit dans un cabinet de groupe. Il est payé par le comté à la capitation, pour chaque personne de sa liste (en moyenne un praticien a 1 600 patients) et reçoit également des honoraires pour chaque consultation. Le médecin peut facturer aux patients qui ont choisi le statut 2 le montant qu'il désire, au-delà du tarif de convention.

L'installation des praticiens est libre, en principe. Cependant, un accord a été conclu entre l'Union des médecins généralistes et l'Association des conseils des comtés pour limiter le nombre des praticiens dans chaque zone géographique. Un médecin qui s'installe dans une région à forte densité médicale ne recevra aucun financement de la part des comtés.

Pivot du système de santé, la médecine générale est considérée non seulement comme une spécialité mais, de plus, comme l'une des plus difficiles et des plus longues sur le plan de la formation.

Les *médecins spécialistes* exercent soit à l'hôpital, soit en cabinet individuel ou de groupe. Ils sont payés directement par le comté, sur la base d'honoraires par acte, fixé nationalement.

Quelques comtés ont mis en place des réseaux de soins mais la plupart renoncent à ce dispositif jugé trop onéreux.

Les *chirurgiens-dentistes*, au nombre de 3 400, exercent, pour la grande majorité, en libéral. La majeure partie de leurs honoraires est réglée directement par les patients.

L'hôpital. — Quasiment tous les hôpitaux sont publics. Il n'existe que 7 cliniques privées non lucratives d'une capacité de 600 lits. Elles sont conventionnées avec les comtés et participent au service public. Très récemment, quelques initiatives privées ont été à l'origine de la création de deux hôpitaux à but lucratif, en réponse à l'apparition de listes d'attente dans certaines spécialités. Ce mouvement a été sans lendemain. Depuis quelques années, le Danemark signe des conventions avec l'Allemagne, la Suède et la France pour exporter ses malades nécessitant des interventions de chirurgie cardiaque et des transplantations d'organes.

Le Conseil de comté, par l'intermédiaire de son comité hospitalier, coordonne et gère tous les services hospitaliers situés dans sa zone de compétence. Certains comtés se sont organisés en consortiums. Un seul hôpital appartient et est géré par l'État central, l'hôpital universitaire national, d'une capacité de 1 550 lits. 8 000 personnes y travaillent.

Les services très spécialisés ont été organisés sur une base démographique d'un million d'habitants, correspondant, en moyenne, à la population de trois à quatre comtés. Chaque région a eu cependant tendance à vouloir devenir autonome en développant les services très spécialisés. Cette politique a conduit à une surcapacité d'offre dans certains secteurs.

Parmi les 106 hôpitaux recensés en 1995, 6 sont des hôpitaux très spécialisés de plus de 1 000 lits, 20 des hôpitaux généraux offrant de multiples disciplines, 16 des hôpitaux psychiatriques. 49 hôpitaux locaux n'ont qu'une spécialité. Aucun lit privé n'est autorisé à l'hôpital public. Un mouvement de rationalisation des ressources a été mené à la fin des années 70 conduisant un certain nombre de petites structures hospitalières à fermer leurs portes ou à se reconvertir en établissements de convalescence ou de soins de longue durée. La baisse du nombre de lits a été très importante (plus de 10 000 lits fermés en douze ans). La capacité hospitalière est d'un peu moins de 30 000 lits en 1995, soit une densité de 6 pour 1 000 habitants.

Les hôpitaux ont essentiellement une mission de soins curatifs pour les malades aigus. Les patients relevant des disciplines de réhabilitation, convalescence et de long séjour ne sont pas pris en charge par les hôpitaux mais par des maisons de convalescence ou des maisons de soins infirmiers. L'accès à l'hôpital est limité à l'avis du médecin traitant, sauf cas d'urgence. Depuis 1994, une liberté de choix de l'hôpital a été instaurée, conditionnée toutefois à des demandes d'autorisation.

Tous les personnels hospitaliers sont salariés plein temps. De 1970 à 1990, l'accroissement du nombre de médecins hospitaliers a été très important (+ 140 %). Les effectifs d'infirmiers et d'aides-soignants ont suivi la même tendance.

La direction de chaque hôpital est tricéphale. Elle se compose d'un directeur administratif, d'un médecin-chef et d'une infirmière-chef.

Les hôpitaux sont financés par une dotation globale fixée au niveau de la région. Cette enveloppe est attribuée aux départements cliniques des hôpitaux. Les budgets globaux sont associés à des programmes d'activité. La gestion des établissements se fait sur la base de groupes homogènes de malades (DRG).

La pharmacie. — Les pharmacies sont privées et sévèrement contingentées. La liste des produits vendus et leurs prix sont contrôlés par l'Agence nationale de santé. Le comté couvre une partie des frais de médicaments, de 75 % à 50 %, selon leur importance thérapeutique. Les municipalités couvrent la participation financière du patient pour certains groupes de population spécifiques tels que les retraités.

Les pharmaciens ont le droit de substituer au produit prescrit un médicament moins cher et sont même encouragés à proposer des génériques.

Les prix à la production sont libres. Les marges des grossistes et des officines sont fixées administrativement.

Chapitre V

ESPAGNE, LA DÉCENTRALISATION GAGNE DU TERRAIN

Créé en 1986, le service national de santé espagnol est financé sur fonds publics et offre un accès universel et gratuit aux soins. Fortement centralisé, au début des années 80, le système est divisé désormais en communautés autonomes. Sept d'entre elles ont les pleines compétences en matière de santé.

L'État central donne des directives générales mais les communautés autonomes peuvent expérimenter de nouveaux modes d'accès aux soins ou de tarification. Les modalités d'application et de fonctionnement du service national de santé sont dès lors assez différentes selon les régions. Un certain nombre de sous-systèmes de soins continuent à coexister avec le Service national de santé.

Bref historique. — Un certain nombre de régimes disparates de protection sociale avaient vu le jour dès la fin des années 30. En 1942, l'assurance maladie obligatoire instituée par les pouvoirs publics n'est destinée qu'aux travailleurs salariés économiquement faibles. Une loi-cadre de Sécurité sociale unifie, en 1963, l'ensemble des assurances sociales déjà créées et met en place un système fortement centralisé, doté pour les soins d'un réseau sanitaire. En 1974, une loi refond toute la législation et laisse coexister deux systèmes de soins : un dispositif relevant de l'État, des circonscriptions et des municipalités, d'une part, et, d'autre part, des secteurs de soins relevant de l'assurance maladie obligatoire.

La loi générale de santé de 1986 crée un service national de santé, comme le prévoyait la Constitution de 1978 qui rompait avec les années de dictature franquiste. L'ensemble des structures de santé existantes sont unifiées sous la coordination de l'État. Le système mis en place est ouvert à tous en principe et gratuit. Il est ensuite progressivement décentralisé. En 1989, la couverture maladie est étendue, sur une base non contributive, à tous les Espagnols sans ressources.

Orientations récentes. — En 1990, le rapport Abril sur le service de santé, réalisé à la demande du Parlement, préconise un certain nombre de réformes mais ses propositions sont rejetées par l'ensemble des acteurs politiques et sociaux.

En 1991, les autorités sanitaires ont commencé à développer des procédures d'évaluation des technologies médicales. Le Pays basque et la Catalogne sont initiateurs en la matière. L'esprit du système s'oriente alors vers une référence plus étroite aux principes de gestion du secteur privé. Des autorités régionales commencent à passer des contrats avec des centres de santé privés et expérimentent de nouveaux modes de gestion des hôpitaux. L'un des thèmes de réflexion majeurs tourne autour de la notion d'hôpital-entreprise. Certaines expérimentations sont réalisées en ce sens en Catalogne.

Le processus de décentralisation a été relancé, au début de l'année 1997, par l'annonce du transfert des compétences en matière de santé à toutes les régions encore sous gestion centralisée.

En 1997, une Commission parlementaire a été chargée de proposer une réforme globale du système de santé. Le ministère de la Santé s'est déclaré, pour sa part, favorable à l'extension de la liberté de choix du médecin et du centre de santé par le malade, à la généralisation d'une carte santé. Une politique d'ensemble pourrait être développée en matière de médicaments :

promotion de génériques, définition de prix de références. Une charte santé devrait être adoptée pour assurer un certain nombre de garanties à l'usager.

L'administration de la santé

Au niveau central, plusieurs ministères interviennent. Le principal est *le ministère chargé de la Santé.* Il garantit le droit d'accès de tout citoyen aux soins et est responsable de la politique générale. Il assure la coordination et la planification en matière de santé publique, gère les personnels. Il assure la mise en place des décisions prises au niveau gouvernemental et a la responsabilité, en liaison avec le ministère, de la coordination des services sociaux et de santé sous compétence mixte.

L'INSALUD est l'organe de gestion et de financement des structures de santé publiques dans les communautés autonomes qui n'ont pas acquis la pleine compétence. Il est sous tutelle du ministère chargé de la Santé.

Le ministère du Travail et de la Sécurité sociale définit la structure économique du système de Sécurité sociale et les conditions d'affiliation.

Au niveau régional, sept communautés se sont vu confier l'ensemble des compétences en matière de santé. Elles couvrent environ 62 % de la population espagnole. Il s'agit de la Catalogne, de l'Andalousie, du Pays basque, de la région Valenciennes, de Navarre et de Galicie, des Canaries. *Le Conseil sanitaire* de la région exerce l'autorité en la matière. Le processus de décentralisation commencé en 1981 n'est pas encore achevé à ce jour.

Le Conseil interterritorial du service national de santé assure la coordination entre l'administration centrale et les communautés autonomes.

Le budget de la Santé et de la Sécurité sociale, approuvé par le Parlement annuellement, est ensuite réparti entre les sept communautés autonomes et l'INSALUD pour les régions dont les services sont encore dirigés de façon centralisée. La répartition se fait selon un critère simple : le nombre de personnes protégées. A l'intérieur des communautés autonomes, la répartition des fonds est décidée par les Parlements régionaux. Un impôt local peut compléter le budget accordé au niveau national.

La protection sociale maladie

La quasi-totalité de la population est couverte contre le risque maladie, 94 % à travers le système de Sécurité sociale, un peu moins de 5 % par des mutuelles. Les fonctionnaires sont libres de choisir entre l'accès aux soins délivrés par le service national de santé et une couverture privée.

Environ 6 millions de personnes, soit 14 % de la population, ont souscrit une assurance privée, un peu plus du tiers en raison de leur appartenance à la fonction publique. Beaucoup bénéficient d'une double couverture, Sécurité sociale et assurance privée.

L'assurance complémentaire est le fait de deux types d'organismes. *Les mutuelles*, associations à but non lucratif, jouent un rôle d'assurance parallèle au service national de santé. Elles offrent à leurs adhérents l'accès gratuit à leurs propres réseaux de soins, en contrepartie d'un forfait.

Les compagnies d'assurance privées appartiennent au secteur commercial. Elles sont fortement concentrées. Une catégorie particulière d'assurance privée s'est développée à partir des années 30, les *« Igualatorios collegiales »*. Il s'agit d'associations regroupant des professionnels de santé qui proposent une gamme de services de soins moyennant un paiement forfaitaire annuel. Sur les années récentes, cette forme de coopérative s'est particulièrement développée en raison de la faiblesse des salaires proposés aux praticiens par les grandes compagnies d'assurance. Ces structures proches des Health Maintenance Organization (HMO) américains drainent plus du tiers des assurés à titre privé.

L'offre de soins et de biens médicaux

Les soins primaires. — La réforme de 1986 a mis essentiellement l'accent sur les soins primaires, insuffisamment développés avant les années 80. Les services sont organisés au niveau local soit en cabinet traditionnel, soit dans des centres de santé publics. Dans les cabinets traditionnels, le praticien travaille seul et, généralement, à temps partiel pour le service public. Le paiement se fait à la capitation sur une liste de patients inscrits. Les soins réalisés dans ces structures sont uniquement curatifs. Les soins publics ambulatoires sont de plus en plus souvent dispensés par des équipes comprenant des médecins généralistes, des pédiatres et des équipes d'infirmiers. Ces professionnels exercent à temps plein et sont salariés. Les cabinets de groupe ont une activité curative et de prévention. Chaque cabinet est dirigé par un praticien.

Les services offerts sont définis par le service national de santé. Récemment, les centres de soins primaires se sont développés pour inclure la gynécologie et la psychiatrie, en collaboration avec des structures spécialisées.

Les soins spécialisés. — Ils sont assurés dans des hôpitaux ou dans des centres qui en dépendent. Ils sont essentiellement réalisés dans le cadre du service national de santé.

En 1995, on comptait 1 700 centres de santé, 3 100 unités rurales et 200 unités urbaines de chirurgie ambulatoire.

L'hôpital. — On comptait, en 1995, 790 hôpitaux d'une capacité de 170 000 lits dont 130 000 environ en unités de soins aigus. La densité moyenne en lits est de 4,3 pour 1 000 habitants. Les écarts régionaux sont importants. Globalement, l'Espagne est faiblement équipée par rapport à la plupart de ses voisins européens.

Près de 70 % des centres hospitaliers sont publics, un peu plus de 12 % sont privés non lucratifs et plus de 18 % privés à but lucratif. Certains hôpitaux privés ont des conventions avec l'INSALUD. Les hôpitaux publics n'ont pas de lits privés.

Les soins aux malades mentaux relèvent du domaine social. Des problèmes importants subsistent en raison du manque d'alternatives à l'hospitalisation, de la faiblesse des moyens et des difficultés de coordination entre sanitaire et social.

Les professionnels de santé hospitaliers sont très majoritairement salariés. Des primes spéciales ont été créées ces dernières années pour inciter les médecins du secteur public à travailler à temps complet et éviter le double exercice.

Les hôpitaux dépendant du service national de santé sont financés pour la plupart sur la base d'un budget global. Depuis 1990, quelques régions, à l'image de la Catalogne, ont changé ce mode de financement pour adopter une formule de contrats d'objectifs.

L'INSALUD a également commencé à appliquer dans certaines de ses structures un nouveau mode de financement fondé sur l'UPA, tableau de conversion de l'activité hospitalière à partir d'une activité de base standardisée. Les hôpitaux privés sont financés par les mutuelles publiques ou privées, par les compagnies d'assurance, les particuliers mais aussi par le service national de santé sur la base de conventions.

Les professions de santé. — L'Espagne dispose de la densité en *médecins* la plus élevée en Europe. Après l'adoption du service national de santé, quelques mesures de limitation ont été prises par les pouvoirs publics mais elles restent insuffisantes.

Sur les 153 000 médecins en activité, un peu plus de 37 % sont des spécialistes. Cette part ne cesse de croître. La répartition entre spécialités ne correspond pas à la réalité des besoins. Certaines disciplines sont largement excédentaires (les pédiatres, les électrocardiologistes, les ophtalmologistes...) et réparties de façon anarchique sur l'ensemble du territoire. L'Ordre des médecins a demandé récemment aux autorités d'initier un processus de rééquilibrage de la dotation régionale par spécialité.

La distinction entre médecine libérale et médecine salariée est difficile à établir avec exactitude en raison de l'imbrication étroite des activités publiques et privées, la plupart des praticiens exerçant dans les deux secteurs.

Il n'y a pas de *numerus clausus* à l'entrée des études de médecine. Par contre, un système de sélection a été introduit à l'entrée de chaque faculté pour acquérir une spécialité.

Près de 40 % des médecins formés ne trouvent aucun débouché dans le service national de santé qui absorbe 90 % des médecins espagnols en exercice. Une proportion importante de médecins n'ont que des contrats précaires. Le Conseil interterritorial du service national de santé a demandé au Conseil général des universités de réduire progressivement d'au moins 30 % le nombre d'étudiants en médecine.

La densité des *chirurgiens-dentistes* est particulièrement faible (0,3 ‰). Une grande partie des soins dentaires n'est pas assurée par le service national de santé.

La pharmacie. — Les 18 000 officines qui exercent le commerce de détail sont alimentées par 200 grossistes. Ces officines sont de statut privé. Leur activité est contrôlée par les communautés autonomes à qui il revient de définir les critères d'installation.

L'INSALUD gère les prestations pharmaceutiques, organise les conditions d'agrément et veille à l'application des mesures de maîtrise de dépenses de santé. L'usager doit participer à hauteur de 40 % à l'achat de médicaments.

L'État réglemente les autorisations de mise sur le marché, fixe les prix, décide de l'inscription ou de la radiation des médicaments sur la liste des spécialités remboursées, contrôle la qualité des produits présentés par les laboratoires.

L'industrie pharmaceutique est le fait de 317 laboratoires qui sont institutionnellement en négociation avec le service national de santé pour l'approvisionnement du marché intérieur.

Chapitre VI

FINLANDE, UN SOUPÇON DE CONCURRENCE DANS UN SERVICE NATIONAL DE SANTÉ

Le système de santé finlandais est construit sur un modèle de service national de santé beveridgien. Ses promoteurs se sont fondés sur le système antérieur de prise en charge par les municipalités des dépenses de santé. Une assurance maladie obligatoire et universelle complète les prestations offertes par le service national. Le système est très centré sur l'hôpital.

Les difficultés de financement observées sur les années récentes conduisent les responsables à s'inspirer de la réforme anglaise récente. Un marché interne s'introduit depuis quelques années au sein du service public.

Bref historique. — A partir de l'organisation traditionnelle en vigueur au début du siècle, fondée sur l'initiative et la responsabilité des municipalités et sur la participation financière des malades, les pouvoirs publics ont progressivement mis en place un système financé sur le budget de l'État.

En 1950, les autorités sanitaires ont eu pour objectif de construire des établissements hospitaliers. Au début des années 60, un système d'assurance maladie est introduit.

En 1972, la Loi de santé publique met en place un service national cohérent et organise la promotion des soins primaires. Elle impose aux municipalités d'assurer ces services au bénéfice de leurs administrés. En 1977, le Plan national organise le développement et la rationalisation des hôpitaux. La prévention est restructurée en 1979. Une loi oblige les employeurs à assurer un service de prévention pour leurs salariés. Certaines entreprises offrent également des services sanitaires à leurs employés et à leurs familles.

A partir de la moitié des années 80, la coordination entre le domaine sanitaire et certains secteurs sociaux se développe, notamment en matière d'hospitalisation de jour pour les enfants et d'hébergement des personnes âgées. Depuis une quinzaine d'années, l'implication de l'État s'atténue sensiblement.

La réforme de 1993. — La réforme du système de santé, entrée en vigueur en 1993, présente une grande parenté avec la réforme anglaise. Son objectif a été de réduire les pouvoirs du gouvernement central en accroissant l'initiative locale en matière de prestations de soins. Les municipalités peuvent désormais mener une politique active, notamment en « achetant » des services de santé. Elles peuvent, par exemple, signer des contrats avec les établissements hospitaliers. Ainsi, les revenus des hôpitaux dépendent maintenant de la demande exprimée par les municipalités pour les soins de leurs administrés. Les tarifs sont décidés par négociations entre pouvoir local et établissements.

Lorsque le coût supporté par une municipalité pour soigner un malade excède un certain seuil (250 000 Marks finlandais en 1998), il est assumé collectivement par l'ensemble des municipalités d'un district hospitalier.

Le niveau fédéral contrôle la qualité des services rendus.

La révision des critères d'attribution des subventions étatiques constitue un volant important de la réforme. Alors que ces enveloppes étaient déterminées auparavant, dans le secteur sanitaire et social, en fonction des coûts réels, elles le sont aujourd'hui sur la base de critères démographiques. Dans le secteur de la santé, sont prises en compte, outre la structure par âge, la morbidité et aussi la capacité financière de la collectivité locale.

L'administration du système de santé

L'administration de la santé est articulée autour de deux types d'instances : les municipalités et l'État central. Le niveau régional a peu de compétence. Le niveau local a un rôle essentiel.

Au niveau local, *les municipalités,* au nombre de 455, gèrent, seules ou en association, les services de santé de base ou passent des conventions avec le secteur privé. Elles sont membres obligatoires des districts hospitaliers.

Le pays est divisé en 21 *districts hospitaliers.* Le district est responsable de l'organisation interne des services hospitaliers et de la coordination des soins hospitaliers publics.

Au niveau central, le *ministère des Affaires sociales et de la santé* dirige et gère les activités de santé. Il définit les grandes lignes de la politique sociale et sanitaire, prépare les réformes. Le *Conseil de sécurité* a une mission d'inspection sur les municipalités. Il peut prendre des recommandations susceptibles de remédier aux carences observées.

L'Institut national de l'assurance sociale, situé sous l'autorité du Parlement, a un rôle d'information et de conseil dans la définition des objectifs sanitaires et financiers.

Chaque année, le gouvernement approuve le volet annuel d'un plan quinquennal de santé publique et services sociaux.

L'assurance maladie

Il existe une **assurance maladie légale universelle** pour tout résident. Elle est gérée par 400 caisses locales. Son rôle est d'assister financièrement les malades pour la part non couverte par le service national de santé et pour les pertes de revenus occasionnées par la maladie. Elle est financée par des cotisations des assurés et employeurs et par des subventions de l'État.

Les difficultés économiques des années 90 ont provoqué un désengagement des institutions publiques. Actuellement 20 % des dépenses globales de santé sont à la charge des malades.

L'assurance maladie privée est peu développée.

L'offre de soins et de biens médicaux

Professions de santé. — En 1995, la densité de *médecins* était de 2,7 pour 1 000 habitants. Elle n'était que de 1 pour 1 000 en 1970. Tous les médecins exerçant en secteur public ont le droit de travailler en privé mais seulement un tiers d'entre eux usent de cette possibilité.

Les médecins exerçant à l'hôpital sont salariés. Dans un tiers des centres de santé, le principe d'un médecin de famille coordonnateur des soins du patient a été adopté. Pour ces médecins, la rémunération associe des honoraires par acte, une capitation et une prime locale.

Historiquement, le manque de médecins a induit, en compensation, un développement important du corps *infirmier*. La densité du personnel infirmier est de 6,5 pour 1 000 habitants, la plus élevée d'Europe. La formation des infirmiers prévoit un certain nombre de spécialités (pédiatrie, anesthésie, médecine interne...).

On compte 0,9 *dentiste* pour 1 000 habitants.

Les services de santé primaires. — Le système de soins est essentiellement fondé sur l'hôpital. Les soins primaires sont encore peu développés et dispensés dans des centres de santé, au nombre de 250 pour l'ensemble du pays. Ces centres appartiennent et sont gérés par une ou plusieurs municipalités. Ils offrent des services très variés, des soins ambulatoires aux soins avec hébergement, des soins préventifs, de maternité, de santé scolaire, des soins aux personnes âgées. Ils sont bien équipés technologiquement.

Les services avec hébergement sont destinés essentiellement aux personnes âgées.

L'État fixe le minimum de services qui doit être offert. Ainsi, un quota de 1 centre de soins pour 10 000 habitants a été fixé nationalement. Les municipalités ont, toutefois, une large latitude dans ce domaine.

Les médecins exerçant dans les centres de santé sont essentiellement des généralistes mais on y trouve de plus en plus de praticiens de médecine interne et radiologues. Un nombre important d'infirmiers y travaillent.

Les municipalités sont libres de déterminer une participation financière du patient ainsi que son montant. La loi fixe cependant des limites qui ne peuvent être dépassées (10 % environ).

Dans les centres de santé ambulatoires, deux modalités de financement par l'usager sont prévues : un forfait annuel unique payé à la première consultation ou un paiement par consultation pour les trois premières de l'année, les suivantes étant gratuites.

En secteur privé, la Sécurité sociale finance 60 % des tarifs conventionnels pour les soins de médecins et de dentistes. Les soins dentaires de prévention sont couverts à 90 %.

Les hôpitaux. — Les hôpitaux fournissent les soins secondaires. Le système finlandais est divisé en cinq régions sanitaires possédant chacune un établissement universitaire. Chaque région sanitaire possède, en outre, en moyenne, 5 hôpitaux généraux, 5 locaux et 40 centres sanitaires.

Le parc hospitalier public représente 96 % des capacités en lits. Il est constitué d'établissements non lucratifs dépendant des districts. Ces derniers étant dirigés par les municipalités, la gestion des établissements est, de fait, très variable.

Le taux d'admission de 25,1 pour 1 000 et la densité en lits sont sensiblement supérieurs à la moyenne européenne. Le taux d'occupation des lits est le plus fort observé en Europe (90,3 %).

Soins primaires et soins secondaires sont encore mal coordonnés. La faculté pour le médecin généraliste de garder un suivi général du malade constitue une des réclamations récurrentes du corps médical.

Les hôpitaux sont financés depuis la réforme de 1993 par les contrats qu'ils passent avec les municipalités en fonction de critères coût/efficacité.

Les personnels hospitaliers, médicaux, paramédicaux et gestionnaires sont salariés.

Hors les cas d'urgence, un patient ne peut avoir accès à l'hôpital sans un avis d'un médecin généraliste d'un centre de santé. Les patients hospitalisés en court séjour doivent payer un forfait journalier.

La pharmacie. — Les produits pharmaceutiques ne peuvent être vendus sur le marché qu'avec l'autorisation de l'Agence du médicament. Depuis 1994, leur prix est déterminé nationalement par un Conseil de la pharmacie dépendant du ministère des Affaires sociales et de la Santé en fonction du coût de traitement, de l'apport thérapeutique, de la comparaison avec les produits à effets similaires et les niveaux observés dans d'autres pays, des coûts de fabrication et de développement.

Peu de médicaments autorisés ne sont pas pris en charge. Les produits pharmaceutiques ne peuvent être vendus que dans des pharmacies et sur prescription médicale. Les officines sont privées et leur installation est réglementée.

En mars 1996, une nouvelle loi concernant la prescription des médicaments génériques a été adoptée pour contraindre les pharmaciens à délivrer le produit le moins cher.

Sur les achats de médicaments, il existe une participation de 50 % pour la partie du prix excédant 50 Marks finlandais (1996) pour chaque produit ou de 25 % pour certaines maladies chroniques. Au-delà d'un certain seuil, c'est la Sécurité sociale qui paie.

Chapitre VII

FRANCE, UN SYSTÈME DE SANTÉ DUALISTE

Dans le système de santé français, secteur privé et secteur public participent conjointement à la production et au financement des soins médicaux.

Le système respecte à la fois la liberté de choix des malades et la liberté de prescription des médecins. Par contre, il réclame des premiers une contribution financière relativement élevée et encadre avec rigueur les rémunérations des seconds.

Une réforme importante a été adoptée en 1996.

Bref historique. — Au cours du XIXe siècle, quelques initiatives ponctuelles en matière de protection sociale voient le jour comme les système de pensions pour les militaires, les fonctionnaires et les mineurs. Des sociétés de secours mutuel se développent. C'est en matière d'accidents du travail que naît le premier texte important, en 1898. Les lois de 1928 et 1930 couvrent les salariés de l'industrie et du commerce dont les salaires sont inférieurs à un certain plafond pour la maladie, la maternité, l'invalidité, la vieillesse, le décès.

Au lendemain de la seconde guerre mondiale, la Sécurité sociale est véritablement instituée, suite aux travaux du Conseil national de la Résistance et du rapport de Pierre Laroque. Les deux textes fondateurs sont l'ordonnance du 4 octobre 1945 qui crée un régime général réservé aux salariés du commerce et de l'industrie et de leurs familles et la loi du 22 mai 1946 portant généralisation de la Sécurité sociale. Il a fallu, en fait, près de quarante ans pour aboutir à un dispositif quasi universel. En 1961 et 1962, la Sécurité sociale s'étend aux exploitants agricoles et en 1967 aux professions indépendantes. En 1974, une loi pose les principes de la généralisation et de l'harmonisation de l'assurance maladie.

La réforme Juppé. — Trois ordonnances du 24 avril 1996 sur l'organisation de la Sécurité sociale, la maîtrise médicalisée des dépenses de soins et l'hospitalisation publique et privée engagent une réforme structurelle du système de santé et de protection sociale.

Organisation de la Sécurité sociale. L'objectif affiché est d'instaurer une démarche contractuelle entre les acteurs du système par la signature de *conventions pluriannuelles d'objectifs et de gestion.* S'appuyant sur la loi de financement de la Sécurité sociale votée chaque année par le Parlement ces conventions reprennent les orientations du gouvernement dans le domaine de la santé publique, de la démographie médicale et du médicament. Un avenant annuel fixe l'objectif national d'évolution des dépenses d'assurance maladie. Des *Unions régionales des caisses d'assurance maladie* doivent définir une politique de gestion du risque, notamment pour les soins de ville et veiller à leur mise en œuvre.

La maîtrise médicalisée des dépenses. Outre le vote par le Parlement d'un objectif d'évolution des dépenses et l'instauration d'une Conférence nationale de santé ainsi que de Conférences régionales de santé, cette ordonnance prévoit une série de mesures à destination des praticiens. Une obligation de formation continue est instituée pour les médecins. Un *Fonds de réorientation et de modernisation de la médecine libérale* a pour mission de parvenir d'ici l'an 2000 à une stabilisation du nombre des médecins libéraux.

Des expériences de filières et de réseaux de soins peuvent être conduites sur la base du volontariat. Le patient conserve sa liberté de choix du praticien.

La distribution d'une carte de santé (Vitale) aux patients sera généralisée avant l'an 2000.

Les références médicales opposables aux médecins, instituées en 1993, sont renforcées et s'appliquent aussi aux consultations externes des hôpitaux. Elles sont élaborées par une agence indépendante, *l'Agence nationale d'accréditation et d'évaluation en santé.* Les revalorisations d'honoraires sont liées au respect de l'objectif de croissance des dépenses. En cas de dépassement très important, un reversement peut être demandé aux médecins.

L'hospitalisation publique et privée. L'autonomie des établissements publics est renforcée. L'assurance maladie n'est plus représentée au Conseil d'administration de l'hôpital.

Des contrats pluriannuels fixent l'évolution des activités médicales et du financement de l'établissement, les priorités en matière de la qualité des soins et de gestion des risques. Ils sont conclus par l'*Agence régionale de l'hospitalisation.* qui a en charge à la fois l'hospitalisation publique et privée et est responsable du schéma régional d'organisation sanitaire, instrument de planification.

Un système d'accréditation est mis en place dans le cadre d'une Agence nationale d'accréditation et d'évaluation en santé (ANAES). Tous les hôpitaux doivent s'engager avant cinq ans dans une procédure d'accréditation de leurs activités.

L'administration de la santé

Le système de santé est placé sous la responsabilité de l'État. Ainsi, l'État assure la prise en charge des problèmes généraux de santé publique. Il définit la formation des personnels de santé et leurs conditions d'exercice. Il veille aux normes de qualité des établissements de soins, de la production et de la distribution des médicaments, des produits sanguins. L'État exerce sa tutelle sur le fonctionnement des hôpitaux publics et la protection sociale. *Le Parlement* fixe annuellement, depuis 1996, les objectifs sanitaires et le cadre de financement du système de protection sociale.

Au plan national, plusieurs ministères interviennent sur le système de santé. *Le ministère de l'Emploi et de la Solidarité et le secrétariat chargé de la Santé* ont un rôle prioritaire pour assumer les différentes tâches de l'État dans le domaine. Ils sont assistés dans leurs missions par divers organismes. *Le Haut Comité de santé publique* présidé par le ministre chargé de la Santé établit un rapport annuel sur l'état de santé en France. La *Conférence nationale de santé*, composée de représentants des professionnels, institutions et établissements de santé, ainsi que des conférences régionales de santé, propose des priorités et des orientations en fonction d'une analyse sanitaire de la population. *Les Conférences régionales de santé,* qui rassemblent tous les acteurs régionaux, institutionnels et professionnels de la santé, ont pour mission d'analyser les besoins de santé locaux.

Le ministère de l'Économie et des Finances intervient de manière prépondérante sur les aspects financiers de la santé et de l'assurance maladie.

Au niveau régional et local, les *directions régionales d'action sanitaire et sociale (DRASS),* les *directions départementales d'action sanitaire et sociale (DDASS)* représentent le ministère de l'Emploi et de la Solidarité. Des *agences régionales de l'hospitalisation* ont été créées en 1996.

La protection sociale maladie

L'assurance obligatoire. — La protection sociale contre les risques financiers liés à la maladie est assurée principalement par l'assurance maladie, branche de la Sécurité sociale. Les plus démunis peuvent bénéficier d'une prise en charge financière de leurs cotisations à l'assurance maladie.

Actuellement, la quasi-totalité de la population est protégée, le plus souvent sur une base professionnelle, mais aussi sur une base volontaire.

L'assurance maladie est gérée par différents régimes. *Le Régime général de la Sécurité sociale* assure les salariés du commerce et de l'industrie ainsi que leurs familles, soit environ 80 % de la population. *La Mutualité sociale agricole (MSA)* et *la Caisse nationale d'assurance maladie des professions indépendantes* couvrent respectivement environ 9 % et 6 % de la population. D'autres régimes numériquement moins importants assurent sur une base professionnelle certaines catégories de population.

L'assurance maladie prend en charge 73,5 % des dépenses de santé. Les sommes remboursées aux malades sont calculées en fonction des tarifs ou des prix négociés et d'un pourcentage, le ticket modérateur (30 % pour les soins de médecins et 40 % pour les soins d'auxiliaires, 25 % pour les soins hospitaliers). Il est nul en cas de traitement des affections de longue durée et pour quelques produits irremplaçables ou coûteux. Il est nul également pour les hospitalisations concernant des interventions importantes et pour les séjours supérieurs à un mois.

L'assurance complémentaire. — Un nombre croissant de personnes (87 %) ont recours à des assurances complémentaires : mutuelles, compagnies d'assurance privées et institutions de prévoyance.

Les *groupements mutualistes* jouent le rôle le plus important dans le domaine. Ils assurent plus de 30 millions de personnes, soit 60 % des titulaires d'une assurance complémentaire, et financent 6,6 % des dépenses de soins médicaux.

L'offre de biens et services médicaux

Environ 2 millions de personnes travaillent actuellement dans le secteur de la santé, soit 9 % de la population active occupée.

L'hôpital. — La capacité hospitalière est actuellement de 533 000 lits, soit 9,2 lits pour 1 000 habitants. Près d'un million de personnes y travaillent.

Les hôpitaux du secteur public peuvent être à vocation générale ou spécialisés. Ils sont de taille variable, allant des Centres hospitaliers régionaux aux hôpitaux locaux. Les hôpitaux publics représentent un peu moins des deux tiers de l'ensemble des lits. L'hospitalisation publique est relativement plus importante en médecine (77 % des lits) et en psychiatrie (70 %) qu'en chirurgie (49 %) ou en maternité (59 %). Le secteur public assure 93 % des soins de long séjour. Il a perdu en dix ans, entre 1984 à 1994, environ 40 000 lits.

Le secteur privé d'hospitalisation regroupe 35 % des lits d'hospitalisation. *Les établissements privés participant au service public hospitalier* qui représentent 30 % des lits ont les mêmes obligations que ceux du service public.

Les évolutions récentes des technologies et des pratiques médicales conduisent les établissements d'hospitalisation à s'adapter à de nouvelles formes de prise en charge : l'hospitalisation à domicile dont bénéficient actuellement environ 200 000 malades, l'hospitalisation de jour ou de nuit, la chirurgie ambulatoire.

Les établissements hospitaliers ont le droit de constituer des réseaux de soins dans l'objectif de favoriser la continuité des soins dispensés aux patients. Des groupements de coopération sanitaire en matière d'équipements peuvent être constitués par deux ou plusieurs établissements de santé publics ou privés. Le plateau technique des hôpitaux s'est considérablement développé au cours des dernières années, plus fortement dans le secteur privé que dans le public.

Depuis 1985, le financement des établissements publics et privés participant au service public est assuré principalement par une dotation globale fixée en début d'exercice, en appliquant un taux directeur d'évolution imposé par l'État, modulable au cas par cas. Le paiement des hôpitaux à but lucratif se décompose en un paiement forfaitaire à la journée destiné à couvrir les frais d'hébergement et les soins infirmiers courants, un forfait de salle d'opération et un paiement à l'acte pour les analyses et les médecins.

Les agences régionales de l'hospitalisation publique et privée sont chargées d'organiser la répartition des ressources entre les régions et de veiller à corriger les inégalités géographiques existantes. Elles opèrent sur la base de contrats d'objectifs et de moyens signés avec les hôpitaux.

Les professionnels de santé. — Les membres des professions de santé, médicaux et paramédicaux, constituent un peu plus de la moitié des effectifs employés dans le secteur de la santé.

Les médecins sont au nombre de 162 000 (1997), soit une densité de 2,8 pour 1 000 habitants. Les généralistes représentent un peu plus de la moitié des effectifs (50,5 %). 75 % des généralistes et 68 % des spécialistes ont une pratique libérale dans des cabinets privés.

Les *dentistes* sont environ 40 000. Ils exercent en grande majorité en secteur libéral (94 %). Il existe un *numerus clausus* à l'entrée dans les études médicales et dentaires.

Les soins d'auxiliaires médicaux doivent être prescrits par un médecin pour être remboursés. Les infirmiers sont la profession numériquement la plus importante (320 000 en 1995). 16 % ont une pratique libérale.

Les praticiens libéraux jouissent de la liberté d'installation. Leur rémunération s'effectue à l'acte. La Convention de 1980 avait ouvert aux médecins la possibilité de choisir un statut « secteur 2 à honoraires libres ». Depuis 1990, les médecins n'ont plus la possibilité de changer de secteur. 1 000 nouveaux médecins seulement, parmi ceux qui sont munis de titres hospitaliers, sont admis chaque année à choisir le secteur 2 lors de leur installation.

Les relations entre les professionnels libéraux et la Sécurité sociale sont définies par des conventions, accords négociés avec les responsables syndicaux des différentes professions et approuvés par le gouvernement. Des objectifs quantifiés nationaux sont arrêtés concernant l'évolution des dépenses et de l'activité.

La pharmacie. — La production et la distribution des médicaments sont réglementées dans le cadre de procédures établies par les pouvoirs publics. Tout médicament doit obtenir, pour être commercialisé, une autorisation de mise sur le marché (AMM). Les prix, au niveau du producteur, des médicaments admis au remboursement de l'assurance maladie, sont fixés par les ministres des Affaires sociales, de la Santé et de l'Économie. Il en est de même pour la liste des produits remboursables et le taux de remboursement.

Le nombre d'officines, entreprises libérales, est déterminé par des normes démographiques. Sur 200 000 pharmaciens, 118 000 travaillent en officines.

L'industrie pharmaceutique en France est très concentrée : 20 entreprises sur 300 assurent 46 % du chiffre d'affaires global.

Chapitre VIII

GRANDE-BRETAGNE, LA CONCURRENCE S'INTRODUIT DANS LE MODÈLE BEVERIDGIEN

Le service national de santé anglais (National Health Service, NHS) remplit à la fois les fonctions d'assurance maladie et de prestataires de soins. Il dispose de la quasi-totalité des services sanitaires et se caractérise, en outre, par un financement quasi exclusif par l'impôt. Les relations entre gestionnaires, professionnels de santé, hôpitaux et usagers s'intègrent dans un système unique. Les médecins généralistes sont les pivots de l'orientation des patients vers les soins secondaires.

La réforme de 1991, dite réforme Thatcher, a modifié totalement la physionomie du NHS et les relations entre acteurs en introduisant des mécanismes de marché.

Bref historique. — En 1911, le *National Insurance Act* crée une protection pour les ouvriers de l'industrie disposant d'un salaire inférieur à un certain seuil.

L'idée d'un service national de santé ouvrant le droit de façon uniforme aux soins à tous les membres de la collectivité est conçue par Lord Beveridge en Grande-Bretagne dès 1942 mais il ne sera mis en place qu'en 1948.

En 1974, le service de santé est hiérarchisé en régions, zones, districts. En 1982, des autorités régionales sont instaurées, subdivisées en autorités sanitaires de district. En 1988, un ministère de la Santé à part entière est créé. La répartition des ressources collectées par l'impôt s'effectue en fonction des besoins, mesurés essentiellement par des critères démographiques et de morbidité.

Les dysfonctionnements dus à une bureaucratisation excessive et aux difficultés d'allouer ces ressources de façon rationnelle et équitable ont, tout au long des années 70 et 80, nourri les critiques vis-à-vis d'un tel modèle.

La réforme Thatcher du NHS. — L'alternance politique à la fin des années 70 devait fournir l'occasion au gouvernement conservateur de tenter une réforme de fond. La réforme mise en place en 1991, inspirée du *Livre Blanc sur la santé* paru en 1989, introduit dans des structures demeurées entièrement publiques des mécanismes concurrentiels.

L'idée fondamentale est d'instaurer une séparation claire entre acheteurs et fournisseurs de soins, les premiers constitués par les autorités locales et les cabinets de groupes de généralistes, les seconds par les hôpitaux, devenus fondations autonomes, et les services de soins communautaires. Ces derniers réunissent les soins et visites à domicile, l'assistance médico-sociale. Les médecins généralistes peuvent, s'ils le souhaitent, devenir gestionnaires d'enveloppes budgétaires pour acheter des soins spécialisés à leurs patients.

Le nouveau système prévoit la négociation de conventions entre producteurs et acheteurs de services sanitaires. Une logique de concurrence est mise en œuvre. Le système reste financé par l'impôt et demeure gratuit pour les patients. Les mécanismes de concurrence sont introduits dans un *marché* qualifié d'*interne* du fait que la dépense totale est prédéterminée et contrôlée et que offreurs et décideurs sont des organes du système lui-même.

La réforme encourage, enfin, une régulation contractuelle entre secteurs public et privé.

Le bilan après six ans d'application de la réforme est contrasté. Des interrogations demeurent. Le système s'est-il réellement inscrit dans un modèle de marché interne ? Les autorités locales et les hôpitaux disposent-ils des instruments et des méthodes nécessaires pour instaurer un système de prix ? Qui, dans ce nouveau système, a la légitimité pour déterminer le niveau des besoins de santé de la population ?

L'administration du système de santé

Au niveau central, *le Parlement* vote les ressources fiscales affectées à la santé en fonction des objectifs sanitaires.

Le rôle de l'autorité centrale a été considérablement modifié depuis la réforme de 1991 puisqu'elle est le principal garant des relations contractuelles entre offreurs et financeurs de soins.

Le secrétariat d'État chargé de la Santé, assisté par le *département de la Santé,* définit les orientations ainsi que les priorités en la matière et élabore des standards de qualité intégrables aux conventions passées entre acheteurs et prestataires de soins. Il a développé ces dernières années une politique d'évaluation. Le secrétariat d'État veille également à la réduction des inégalités de santé. Particulièrement critiqués sur ce point, les pouvoirs publics ont arrêté des lignes d'action prioritaires.

Le secrétariat d'État à la santé fixe enfin le taux de profit maximum que les laboratoires pharmaceutiques sont autorisés à atteindre par négociations bilatérales.

Au niveau régional et local, à la structure hiérarchique entre autorités régionales de santé et autorités de districts s'est substituée une distinction fonctionnelle.

— Sous la tutelle du ministère de la Santé des autorités régionales, au nombre de 8 depuis 1994*, les NHS executive Regional Offices* supervisent les programmes d'achat et les plans d'investissement des autorités de district et de médecine de famille (Family Health Services Authorities – FHSA).

— *Les autorités de districts (DHA)*, au nombre de 145 depuis 1993, sont des conseils départementaux pour la santé. Avant 1991, les districts planifiaient la gestion quotidienne des hôpitaux. Depuis, leur rôle est « d'acheter », pour la population qu'ils couvrent, des soins hospitaliers et de spécialités, prescrits par les médecins généralistes non détenteurs d'enveloppes budgétaires. Ils identifient les besoins locaux en matière de santé et déterminent les priorités, en liaison avec les autorités de médecine de famille, les FHSA.

— *Les FHSA* disposent d'un pouvoir d'évaluation et de contrôle des coûts et des pratiques médicales des médecins généralistes, particulièrement dans le domaine des prescriptions pharmaceutiques. Elles sont responsables de la régulation et de la gestion des services rendus par les généralistes, dentistes, opticiens et pharmaciens.

L'assurance privée

Le NHS offre la gratuité des soins ambulatoires et hospitaliers à tout résident.

12 % de la population, soit 3,3 millions de personnes, ont une assurance privée qui concerne quasi exclusivement l'hospitalisation privée.

95 % du marché de l'assurance maladie commerciale sont concentrés sur trois compagnies dont la principale est la *British United Provident Association (BUPA)*. Ces compagnies ont leurs propres structures de soins et signent, depuis la réforme, des conventions d'association avec les hôpitaux autonomes du NHS.

Les assurances privées se sont développées à la fin des années 70 en réaction contre les défaillances du NHS et en raison des incitations fiscales en faveur des personnes âgées qui souscrivaient à des assurances santé.

L'offre de biens et services médicaux

Les professionnels de santé. — La densité médicale est de 6,0 généralistes et de 9,3 spécialistes pour 10 000 habitants.

Les médecins généralistes sont les pivots du système de santé puisque l'accès aux soins secondaires ne peut s'effectuer que par leur intermédiaire. On compte environ 35 000 médecins généralistes en 1996. Depuis la réforme initiée en 1990, les médecins généralistes appartenant à des cabinets de groupe et ayant une clientèle dépassant un certain seuil (7 000 patients inscrits) peuvent, ainsi qu'il a été dit ci-dessus, devenir détenteurs d'enveloppes budgétaires autonomes pour « acheter » des soins hospitaliers ou de spécialistes pour leurs patients (Fund Holders).

L'objectif d'une telle réforme est de faire jouer la concurrence entre les structures de soins hospitaliers. En 1995, plus d'un tiers des généralistes sont devenus « Fund Holders ». L'arrivée au pouvoir des travaillistes, en mai 1997, risque de remettre en cause cette fonction.

Les rémunérations des praticiens se composent d'une rémunération de base et d'un taux *pro capita* en fonction du nombre de personnes inscrites. Chaque personne a la possibilité de s'inscrire librement chez le généraliste de son choix pour une durée minimale d'un an. La part des rémunérations par capitation représente environ 60 % du revenu du médecin. Des primes supplémentaires sont accordées aux praticiens s'ils atteignent les objectifs fixés en matière de prévention.

54 000 médecins spécialistes exercent comme salariés d'un hôpital. Jusqu'à une époque récente, seuls les médecins généralistes travaillaient en ambulatoire et les spécialistes uniquement à l'hôpital. Le développement de consortiums de médecins généralistes a modifié les rapports avec les spécialistes hospitaliers qui acceptent aujourd'hui parfois d'assurer des consultations externes de dispensaires tout en restant dépendants de l'hôpital.

Les chirurgiens-dentistes et *les pharmaciens* sont des professionnels de santé indépendants qui passent des conventions avec les FHSA.

Les hôpitaux. — Depuis la réforme Thatcher, 96 % des hôpitaux sont devenus, par vagues successives, des fondations autonomes (Trusts). Ils ont désormais la capacité de disposer de leurs actifs, de leurs excédents et d'emprunter librement jusqu'à un certain plafond annuel. Les Trusts ont une direction indépendante, souvent composée de dirigeants venus du secteur privé. Les hôpitaux jouissent d'une relative autonomie dans le choix des activités, bien qu'ils soient tenus d'assurer les services de base, et sont compétents pour gérer leurs personnels.

Les hôpitaux autonomes tirent leurs ressources des contrats passés avec les autorités locales de santé (DHA), les généralistes gestionnaires d'enveloppes budgétaires, et enfin les sociétés d'assurances privées médicales. Comme les médecins, les hôpitaux sont à la fois plus indépendants et plus surveillés dans le nouveau système. L'État tente, en effet, de mettre un terme aux activités des structures peu rentables. L'efficacité des hôpitaux est mesurée selon une série d'indicateurs de performance.

Les hôpitaux appartiennent en quasi-totalité au service national de santé. Des lits privés existent au sein des structures publiques. Le secteur hospitalier privé reste marginal (10 000 lits) bien qu'il ait eu tendance à s'étendre au cours des dernières années.

En 1994, le parc hospitalier était évalué à 230 000 lits. En neuf ans, 118 000 lits ont été supprimés. Ce mouvement s'est poursuivi avec le développement des alternatives substitutives à l'hospitalisation complète. Le dernier gouvernement conservateur avait chiffré à 40 % la réduction des capacités en soins aigus induite à court terme par cette évolution.

Augmentation de l'activité, réduction substantielle de la durée moyenne de séjour (quinze jours en 1985, huit en 1995), recours accentué à l'hospitalisation de jour sont les évolutions majeures observées sur les quatre dernières années. Ainsi, le nombre de cas traités en chirurgie de jour est passé de 400 000 à 1,8 million.

L'hôpital apparaît de plus en plus centré sur les soins de court séjour. La gériatrie et surtout les maladies mentales sont traitées principalement dans le cadre des soins communautaires.

Le problème principal reste la persistance des listes d'attente. La charte des patients, adoptée en 1992, donne certaines garanties aux usagers en matière de délais qui ne doivent plus excéder deux ans et reconnaît les droits des malades.

La structure du personnel a sensiblement évolué durant les dix dernières années. Si la part des médecins croît régulièrement (de 4,5 % du total des emplois en 1985 à 5,9 % en 1995), celle des infirmières tend à diminuer (de 51 % à 48,8 %). La baisse est nettement plus sensible pour le personnel de service (– 50 %), conséquence d'un recours accru à la sous-traitance. Plus d'un emploi sur cinq en 1995 contre un sur vingt en 1985 concerne la gestion.

La pharmacie. — Les officines (environ 12 000) n'ont pas le monopole de la distribution pharmaceutique. Certains produits peuvent être vendus aussi bien en officine que dans un autre lieu commercial. Les médicaments vendus hors officine représentent environ 6 % des ventes.

Le NHS prend en charge l'ensemble de la dépense médicamenteuse sur prescriptions. 75 % de cette dépense découlent des prescriptions des médecins généralistes, 20 % de la pharmacie délivrée à l'hôpital et 5 % des médecins propharmaciens. La politique de maîtrise des dépenses pharmaceutiques a été efficace. Les pharmaciens ont le droit de substituer un médicament générique au produit prescrit. Une liste limitative des médicaments pris en charge existe.

Le prix des médicaments n'est pas un prix administré mais négocié entre le gouvernement et chaque laboratoire. Il est fixé en fonction de l'évolution autorisée de la marge bénéficiaire. Toute entreprise qui dépasse la marge autorisée doit soit baisser ses prix, soit restituer au NHS la différence.

Chapitre IX

GRÈCE, UN SERVICE NATIONAL DE SANTÉ ASSOCIÉ À UNE MOSAÏQUE DE RÉGIMES

Le système de santé grec est fondé sur les principes beveridgiens d'accès universel aux soins. Créé en 1983, le service national de santé n'a pas réussi actuellement à satisfaire les objectifs affichés lors de sa constitution, malgré des programmes très ambitieux de développement de structures.

L'unification recherchée n'a pas été réalisée. Certains régimes d'assurance maladie antérieurs ont subsisté. Par ailleurs, les carences du secteur public ont généré un fort développement du secteur privé lucratif. Plus de 40 % des dépenses de santé sont ainsi financés par les malades et les assurances privées.

Bref historique. — Lors de l'établissement du premier ministère d'Hygiène et des Affaires sociales en 1922, à peine 10 % de la population grecque disposaient d'une couverture maladie. Le premier système global d'assurance maladie, l'IKA, voit le jour en 1934 mais il ne concerne que les salariés des zones urbaines et les entreprises d'une certaine taille (plus de 70 employés).

Durant les années 60 et 70, des établissements financiers et des banques se mettent à créer leurs propres réseaux d'assurance dont l'audience reste, cependant, trés limitée puisque moins de 5 % de la population y adhèrent. A partir de 1974 et surtout après 1981, l'assurance maladie se développe fortement.

En 1983, 80 caisses construites sur une base professionnelle assurent la quasi-totalité de la population (environ 95 %) mais les prestations offertes diffèrent largement selon les caisses.

La loi constitutive d'un service national de santé est votée en 1983.

Orientations et réformes récentes. — Très longtemps l'objectif primordial des pouvoirs publics a été d'accroître les structures d'offre de soins et, selon les gouvernements en place, cet objectif s'est traduit par une intervention accrue du secteur public ou par l'octroi au secteur privé d'une plus grande latitude.

La réforme de 1992 comprend plusieurs dispositions dont certaines vont dans le sens d'une relative privatisation du système. Des forfaits et tickets modérateurs sont institués. L'interdiction d'installation de structures privées est supprimée officiellement. Une harmonisation des taux de cotisations entre les différents régimes de Sécurité sociale est annoncée. La liberté de choix du malade est instaurée.

En janvier 1994, le gouvernement socialiste abolit une grande partie des mesures prévues par la réforme de 1992. *Deux comités sont installés*, un comité local et un comité international qui fournit un rapport en juin 1994. Ce dernier souligne les principaux problèmes qui affectent le service national de santé grec dans son fonctionnement : mauvaise utilisation des ressources de la santé, croissance de l'hospitalo-centrisme, développement de la bureaucratisation, fortes disparités géographiques de l'offre, manque d'incitations des professionnels. Un certain nombre des mesures préconisées ont été incorporées au *Plan de réforme 1996*. Le service national de santé se voit confier un nouveau rôle gestionnaire, jusque-là réservé uniquement à l'État central. Le financement des hôpitaux se fera progressivement au moyen d'enveloppes globales fixées par département hospitalier et en fonction des coûts par pathologies.

Les services de santé seront décentralisés et des autorités régionales de santé créées. Les caisses d'assurance maladie publiques pourront organiser des réseaux de soins. Le plan envisage de recourir à l'institution du médecin de famille.

L'administration de la santé

Le système de santé grec est très centralisé.

Au plan national, le *ministère de la Santé et des Affaires Sociales* a la responsabilité du fonctionnement du service national de santé. Il détermine les budgets dévolus aux structures sanitaires publiques et les modalités de gestion en personnel et en moyens. Il est assisté dans certaines de ses tâches par *le Conseil central de santé, le KESY,* essentiellement compétent en matière d'activité médicale. *Le ministère du Travail et de la Sécurité sociale* est devenu responsable, en 1995, de l'assurance maladie.

Au niveau régional et local, le service national de santé est divisé en *13 régions* et *52 districts.* Très peu de services sanitaires sont sous la responsabilité des autorités municipales. Le cas d'Athènes et de certaines grandes villes sont des exceptions. En principe, *les districts* sont chargés de distribuer les budgets, d'approuver les dotations en personnel, de gérer les structures, de fixer les taxes pour le système de santé. En réalité, ces compétences n'existent que sur le papier. Il en est de même pour *la région,* théoriquement responsable de la planification et de la coordination de l'offre de soins.

L'assurance maladie

La quasi-totalité de la population est assurée contre le risque maladie à travers 300 organismes de Sécurité sociale proposant 40 formes de couverture. La majorité de ces organismes relèvent du droit public et sont sous contrôle de l'État. L'assurance maladie est obligatoire pour le salarié et se fonde sur l'appartenance professionnelle. Le principal régime est *l'IKA* qui couvre les salariés de l'industrie et du commerce, soit la moitié de la population. *L'OGA* assure les agriculteurs. 25 % encore de la population y sont assujettis. *Le TEVE-TAE* couvre les artisans et les commerçants, soit environ 13 % de la population.

L'offre de soins et de biens médicaux

En 1995, environ 140 000 personnes étaient employées dans le secteur de la santé.

Les soins ambulatoires. — Ils peuvent être offerts par différentes catégories de structures à l'intérieur de sous-systèmes de santé.

Les structures du service national de santé. Les centres de santé qui dépendent du service national sont, en général, des centres de premiers recours et leur vocation est de jouer un rôle d'orienteur vers les autres structures. La réalité s'est éloignée de cet objectif. 70 % des médecins qui y exercent sont des spécialistes.

Les centres n'ont pas d'autonomie financière. Ils sont inégalement développés. Les campagnes sont sous-équipées. Le secteur public de la santé a subi les politiques de restriction imposées par l'État. Actuellement, 48 % seulement des emplois médicaux nécessaires sont assurés et environ 60 % des postes de paramédicaux et d'administratifs.

Environ 1 400 cliniques de « province » sont rattachées administrativement aux centres de santé. Les consultations externes des hôpitaux publics font également partie des soins ambulatoires dispensés par le service national de santé.

Les services sanitaires des régimes d'assurance maladie. Contrairement à ce qui avait été prévu, en 1983, les structures de soins de l'IKA n'ont pas été incluses dans le service national de santé. L'IKA, comme d'autres régimes d'assurance, possède et gère des services sanitaires dans le cadre d'un système de cliniques et policliniques ambulatoires. Le personnel y est employé sur un mode salarial. L'étendue des services offerts dépend de l'envergure des régimes.

Un certain nombre de municipalités proposent des services sanitaires, pour les personnes âgées notamment, et les enfants en bas âge ainsi que des services de prévention.

Les services dispensés par le secteur privé. Les dysfonctionnements du secteur public et la pléthore de médecins ont contribué au développement des activités privées.

L'organisation des soins primaires a généré de nombreux problèmes. Les inégalités en matière d'accès aux soins ont eu tendance à s'accentuer. Les conditions d'exercice et les faibles rémunérations proposées ont éloigné du secteur public les médecins généralistes. La pratique des « dessous de table » est développée, pas seulement dans le secteur des soins ambulatoires mais également à l'hôpital.

L'hôpital. — La Grèce est un des pays européens les moins bien dotés en lits hospitaliers : 5 pour 1 000 habitants contre 8,9, en moyenne, dans l'Union européenne en 1992.

Du point de vue juridique on distingue : les hôpitaux du service national de santé, les structures gérées par des ministères ou des régimes d'assurance maladie, les hôpitaux privés, en majorité à but lucratif.

La réforme de 1983 prévoyait que la majeure partie du secteur privé serait intégrée progressivement dans le service national de santé. Jusqu'en 1992, il était même interdit de créer des hôpitaux privés Certaines de ces structures ont cependant résisté en signant des conventions avec des assurances et même avec le service national de santé.

Un peu plus des deux tiers des lits appartiennent au *secteur public.* Dans le service national de santé, l'offre hospitalière était, en 1994, de 27 300 lits en établissements généraux répartis dans 96 hôpitaux de districts et 23 hôpitaux régionaux et de 6 000 lits en psychiatrie. 27 établissements publics appartiennent à des administrations et organismes divers (Armées, Éducation, IKA...).

Les hôpitaux du secteur public sont financés par le budget de l'État pour les deux tiers. Ils reçoivent également des paiements de la part des régimes d'assurance maladie dans le cadre de conventions passées pour les soins et interventions réalisés au bénéfice de leurs assurés. Les hôpitaux publics sont théoriquement gérés dans le cadre de budgets fixés *a priori*, qu'ils dépassent le plus souvent dans la mesure où ils n'ont guère d'obligations de s'y tenir.

Le secteur privé dispose de 209 établissements généraux, d'une capacité de 11 000 lits et de 40 cliniques psychiatriques de 4 200 lits. Généralement de petites tailles (20 à 30 lits), les hôpitaux privés sont financés par l'assurance maladie et les malades ou leurs assurances.

Les professionnels de santé. — La densité de médecins a beaucoup augmenté entre 1970 et 1994 passant de 1,6 pour 1 000 habitants à 3,8. Environ, 39 000 médecins exercaient en 1994. Les disparités spatiales d'implantation du corps médical sont très marquées.

Les médecins généralistes qui travaillent dans les centres de santé primaires du service national de santé ou gérés par les régimes d'assurance maladie ont très souvent une activité privée, par ailleurs, même si elle est illégale lorsqu'ils exercent à temps plein. Ils sont dans ces cas salariés pour leur activité légale et rémunérés totalement par les patients pour leur exercice privé.

Les médecins spécialistes sont concentrés dans les hôpitaux publics et les cliniques urbaines de l'IKA. 18 % seulement ont une activité exclusivement libérale, rémunérée à l'acte.

Les dentistes exercent majoritairement en pratique privée, conventionnée ou non. Si, au niveau national, on compte 1 dentiste pour un peu moins de 1 000 habitants, la densité est nettement moins forte pour les centres de santé (1 pour 6 700 habitants).

Les infirmiers constituent 30 % du personnel sanitaire grec. Leur densité est passée de 0,8 à 2,6 pour 1 000 habitants de 1970 à 1994. Ce taux demeure néanmoins inférieur à celui de la moyenne européenne. 79 % des infirmiers travaillent dans les hôpitaux publics, 11 % dans les cliniques privées et 10 % dans les centres de santé primaires.

La pharmacie. — L'Office national du médicament, le NDO, sous tutelle du ministère de la Santé, est responsable de l'administration et du contrôle du secteur pharmaceutique. 7 700 pharmaciens et 130 grossistes participent à la distribution.

Les prix des médicaments sont basés sur le coût des matières premières auquel s'ajoutent des marges pour la promotion et la distribution. Tous les médicaments ayant la même substance active se voient fixer le même prix, car il n'y a pas de propriété intellectuelle des produits pharmaceutiques. Compte tenu des procédures de fixation, les prix restent sujets à l'inflation des prix de transferts (payés par une filiale à sa « maison mère » située à l'étranger).

Cent laboratoires assurent la production pharmaceutique. L'industrie est fortement concentrée. Les importations couvrent 45 % de la consommation intérieure. Les génériques ne sont pas développés.

Certaines caisses d'assurance maladie ont instauré des listes positives de médicaments.

Chapitre X

IRLANDE, UN SERVICE NATIONAL DE SANTÉ SUPPLÉÉ PAR UNE ASSURANCE COMPLÉMENTAIRE

Le système de santé irlandais se présente sous la forme d'un service national de santé auquel sont associés des mécanismes assurantiels pour certaines catégories de la population et des relations conventionnelles entre prestataires de soins et administration.

Le service national de santé est caractérisé par un financement fiscalisé et l'accès gratuit à l'ensemble des soins pour les catégories sociales dont le revenu ne dépasse pas un certain seuil. Une assurance maladie facultative, à laquelle adhère un tiers de la population, a été créée par ailleurs. Cette assurance est unique et de statut public.

Bref historique. — Au début du XXe siècle, un corps d'inspecteurs sanitaires est constitué avec pour mission de développer les mesures de prévention sur l'ensemble du territoire. Parallèlement, des écoles de médecine sont instituées ainsi que des services de protection maternelle et infantile et des centres de vaccination. Une assurance maladie voit le jour après la seconde guerre mondiale. En 1957 une assurance complémentaire lui est associée. Le service national de santé est créée en 1970. Il s'inspire du système anglais.

Les réformes récentes. — Le *Dublin hospitals initiative group*, mis en place à la fin des années 80, constitue l'initiative la plus importante en matière de réflexion sur les réformes nécessitées par l'évolution du système de santé. Bien que les travaux se soient focalisés sur Dublin, les conclusions étaient destinées à l'ensemble du pays et ont inspiré la réforme de 1992.

Cette réforme augmente les capitations de base des médecins généralistes afin de les inciter à employer du personnel dans leur cabinet, pour mieux faire face à la demande qui sinon, tend à se diriger vers l'hôpital. Une enveloppe globale de prescriptions est attribuée aux généralistes. Les dépassements entraînent une diminution des aides à la modernisation des cabinets.

Les hôpitaux « volontaires » privés non lucratifs émargent désormais au budget de l'autorité régionale pour les soins secondaires.

En avril 1994, est adopté un *plan stratégique de réorientation du système de santé irlandais* qui prévoit un développement des services de prévention, la recherche d'indicateurs d'aide à la décision, une meilleure prise en compte des droits des usagers.

L'administration de la santé

Au niveau central. — *Le ministère de la Santé* est responsable de la politique de santé publique. Il détermine la couverture maladie de la population. Il coordonne l'ensemble des structures de soins et répartit le budget entre les autorités de santé. Le ministère a en charge, également, l'administration du secteur pharmaceutique.

Sous sa tutelle, plusieurs agences publiques de santé interviennent. *Le Conseil national de santé* a un rôle consultatif en matière de politique de santé et de régulation du système. *Le Conseil hospitalier* est chargé de la répartition des postes des médecins hospitaliers.

Au niveau régional. — *Les autorités régionales de santé,* au nombre de huit, couvrent de deux à cinq départements. Elles assurent la gestion des services et mettent en œuvre la politique sanitaire impulsée par le gouvernement central. Elles gèrent les hôpitaux qui sont dans leurs circonscriptions. Chaque autorité de santé divise ses activités en trois grands secteurs : les soins communautaires qui comprennent l'ensemble des soins sans hébergement, les hôpitaux généraux, les hôpitaux spécialisés. Elle reçoit deux enveloppes budgétaires, une pour les soins primaires et une pour les soins de spécialistes et d'hospitalisation.

Le Conseil de chaque autorité de santé est constitué de représentants des collectivités locales, des professionnels de santé et du ministère de la Santé.

La protection sociale maladie

La prise en charge par le service national de santé dépend du niveau de revenus. Deux catégories de bénéficiaires sont distinguées. 35 % de la population ayant un revenu inférieur à un certain seuil (catégorie 1) bénéficient de l'accès gratuit à une très grande partie des services sanitaires de la population. Ils disposent d'une carte médicale et doivent passer chez le généraliste avant d'accéder aux soins secondaires. En catégorie 2, l'impératif de filière de soins n'existe pas mais les patients acquittent une participation financière pour les soins ambulatoires et l'hébergement en hôpital.

L'assurance maladie complémentaire. — *L'assurance santé volontaire (VHI)*, créée en 1957, vient compléter la protection sociale maladie obligatoire. Assurance publique facultative, elle est non lucrative. La VHI finance essentiellement ses dépenses par l'impôt général, à quoi s'ajoute une contribution de 1,25 % du revenu des contribuables de la catégorie 2. La VHI propose essentiellement deux couvertures. La plus étendue couvre les honoraires des spécialités privées, l'hébergement à l'hôpital public ou privé et certains services ambulatoires. La seconde, plus restreinte, vient en complément des droits aux prestations de base.

En 1995, 34 % de la population adhéraient à la VHI qui, jusqu'à 1994, détenait le monopole de l'assurance maladie complémentaire. Depuis, la concurrence est autorisée.

Les dépenses qui restent à la charge des malades ne sont pas remboursées mais sont déductibles des impôts.

L'offre de soins

Les professions de santé. — L'Irlande compte 1 *médecin* pour 15 000 habitants, taux très faible par rapport aux autres pays de l'Union européenne. Conséquence directe de cette faible densité, la population se dirige vers l'hôpital public sans respecter l'obligation de filières de soins. Fin 1992, une réforme a augmenté les capitations de base des médecins généralistes afin qu'ils emploient du personnel supplémentaire.

En principe, le *médecin généraliste* est la porte d'entrée aux soins secondaires. Les patients dotés d'une carte médicale sont inscrits sur la liste d'un médecin généraliste. Le gouvernement a recommandé aux autorités régionales de favoriser la liberté de choix du médecin par le patient, mais celle-ci n'est pas mise en œuvre dans toutes les régions.

Les généralistes exercent essentiellement dans des cabinets privés, indépendants. La plupart d'entre eux cumulent la rémunération à la capitation pour les patients de la catégorie 1 et le paiement à l'acte pour les autres patients. En 1995, sur les 1 900 généralistes irlandais que comptait le pays, 1 650 soignaient des patients de la catégorie 1. Honoraires et paiements à la capitation sont négociés entre les représentants des médecins et le ministère de la Santé. Seul un petit nombre de généralistes sont salariés. La capitation a été mise en place en 1989. Elle est ajustée en fonction de facteurs tels que l'âge et le sexe des patients, l'éloignement du domicile et la gravité de la maladie. Il existe 20 catégories de « clients ». La réforme de la rémunération du médecin – payé à l'acte antérieurement – aurait fait baisser de 20 % le nombre de consultations.

Une grande partie *des médecins spécialistes* cumule salariat hospitalier et paiement à l'acte pour leur activité libérale dans le cadre du service public.

Les pharmaciens sont conventionnés avec le système national qui les rémunère pour les patients du secteur public. Les autres patients les paient directement.

Sur les 35 600 *infirmières* enregistrées, 1 400 seulement travaillent en indépendantes pour le service public.

L'hôpital. — Les établissements hospitaliers peuvent appartenir juridiquement à plusieurs catégories : hôpitaux publics gérés et financés par les autorités de santé, hôpitaux volontaires, hôpitaux privés. Le service public hospitalier comprend tous les hôpitaux publics et une partie des hôpitaux volontaires.

Parmi *les hôpitaux publics,* les hôpitaux régionaux sont les établissements les plus grands et les plus sophistiqués. Ils offrent le plus grand nombre de spécialités. Les hôpitaux locaux, plus nombreux, offrent peu de services et ont, en moyenne, entre 20 et 40 lits. Ils sont sous le contrôle d'un médecin généraliste.

Les hôpitaux « volontaires » (privés à but non lucratif), originellement fondés pour les personnes pauvres, très souvent propriétés de congrégations religieuses, sont maintenant presque totalement financés par l'État. Ils n'en gardent pas moins leur indépendance.

Hôpitaux publics généraux et « volontaires » ont des lits privés.

Il existe, par ailleurs, des *structures hospitalières privées* ne participant pas au service public.

En 1994, il y avait 104 hôpitaux participant au service national de santé, d'une capacité en lits de 13 800, soit 1 lit pour 293 habitants. Au sein du secteur public hospitalier, 59 % des lits appartiennent à des structures gérées directement par les autorités de santé, 41 % à des hôpitaux dits « volontaires ». En dix ans, le nombre de lits en soins aigus a diminué de près de 30 %.

Tous les hôpitaux, à l'exception des hôpitaux lucratifs, sont financés par les autorités régionales de santé, par budget global. Les principes d'une gestion et d'un paiement des établissements fondés sur la procédure des groupes homogènes de malades sont appliqués progressivement.

La pharmacie. — 1 130 officines étaient en fonction en 1995, toutes quasiment conventionnées avec le service national de santé.

Le pharmacien ne peut substituer un produit à un autre, sauf si le médicament prescrit n'est pas inscrit sur la liste des produits pris en charge. Il peut par contre fractionner le conditionnement.

L'Office national de la pharmacie, sous tutelle du département de santé, est responsable de la distribution et de la mise sur le marché d'un médicament. Les prix des produits pris en charge par le service national de santé sont régulés par accord entre le ministère et l'industrie chimique. L'industrie pharmaceutique locale ne couvre que 5 % des besoins du pays. Elle s'est spécialisée dans la transformation des produits de base.

Chapitre XI

ITALIE, LE POLITIQUE MARQUE LE PAS

Le service national de santé, constitué en 1978 durant la période du compromis historique entre les différents partis démocratiques, a longtemps été investi par les politiques. Les réformes récentes ont tenté de remédier à cet état de fait en introduisant une coupure entre les responsabilités politiques et celles relevant de la gestion.

L'insuffisante réponse des structures sanitaires aux besoins exprimés a nourri les réflexions depuis plus d'une dizaine d'années.

L'Italie est engagée aujourd'hui dans un processus accentué de décentralisation des responsabilités dans le secteur de la santé.

Bref historique. — Au XIXe siècle, des mutuelles, fonctionnant sur le principe d'une adhésion volontaire, fournissaient des prestations d'assurance maladie. Dans le secteur industriel, ces mutuelles se transformèrent progressivement en caisses d'entreprises qui se fédérèrent pendant la deuxième guerre mondiale au sein d'une instance centrale, l'Institut national de l'assurance maladie.

Au milieu des années 70, une centaine de caisses d'assurance maladie coexistaient. Les prestataires de soins étaient conventionnés avec les différentes caisses.

Né en 1978, le service national de santé italien affirme son unité. Il est fortement imprégné de l'atmosphère née du compromis historique, signé le 20 juin 1976 par l'ensemble des partis non extrémistes, sur la réalisation d'un projet politique commun.

La réforme attribue un rôle essentiel aux responsables politiques dans la direction des unités sanitaires locales (USL), clé de voûte de toute l'organisation.

La réforme de 1992. — Une importante réforme du service national de santé a été adoptée en décembre 1992 et a été ensuite complétée dans les années suivantes. Elle entre en vigueur très progressivement depuis 1995.

Les dispositions essentielles concernent la régionalisation du financement des soins de santé et l'instauration de modèles de concurrence. Les grands hôpitaux acquièrent un statut d'autonomie. Les régions sont désormais pleinement responsables de leurs dépenses et de leurs recettes en matière de santé. Elles peuvent offrir des prestations supérieures à celles prises en charge au niveau national.

La loi introduit le principe de concurrence. Les régions sont libres de choisir entre trois modèles : le contrat ponctuel, le prestataire individuel et le plan d'activité. Dans le contrat ponctuel, le patient sera totalement libre de s'adresser à n'importe quel prestataire de soins, public ou privé, conventionné avec le service national de santé, l'unité sanitaire locale jouant simplement un rôle de payeur. Dans le deuxième modèle, les USL passent des contrats avec des prestataires préférentiels. L'usager ne peut s'adresser gratuitement qu'à ces derniers. Dans le troisième, chaque USL négocie un plan d'activité annuel avec ses propres hôpitaux et centres de soins ambulatoires ainsi qu'avec des prestataires privés, éventuellement.

Ces dispositions doivent, en principe, être pleinement opérationnelles à la fin de 1997 mais beaucoup de régions ne semblent pas encore prêtes à les mettre en œuvre.

L'administration de la santé

Au niveau central, le *ministère chargé de la Santé* arrête les objectifs et les priorités nationales. Il détermine le degré de prise en charge de la population par le service national de santé et répartit l'enveloppe de financement entre les régions selon une formule de quota par habitant. Il est garant de la bonne distribution des services sur l'ensemble du territoire. Le *Conseil supérieur de santé* est consulté sur le choix des priorités de santé publique.

Le niveau régional, qui avait déjà, de par la loi de 1978, une importante autonomie, a vu ses pouvoirs sensiblement renforcés par la réforme de 1992. Les régions collectent désormais les cotisations obligatoires et peuvent fixer des taux de cotisations et des montants de tickets modérateurs plus élevés que ceux prévus dans des limites imposées par la législation. Elles sont responsables de la planification, de l'organisation des soins et répartissent les enveloppes financières entre les unités sanitaires locales et les hôpitaux autonomes.

Les Unités sanitaires locales (USL) sont responsables de la fourniture des soins à la population, directement par leurs propres structures sanitaires ou indirectement en passant des conventions avec certains hôpitaux et services publics ou privés. Leur nombre a été sensiblement réduit, de 651 en 1978 à 228 aujourd'hui.

En principe, *le district* est le niveau fonctionnel des USL qui fournit les soins de base et coordonne leur activité. Il doit favoriser l'intégration entre soins de base et soins ambulatoires. En l'absence de règles précises au niveau national, certaines régions ne se sont pas dotées de cette instance.

L'offre de biens et services médicaux

Près de 700 000 personnes sont employées par le service national de santé. Les médecins représentent environ 13 % de l'ensemble, les infirmiers et les sages-femmes, un peu plus de 37 %. Le corps médical connaît un fort taux de chômage. La sélection à l'entrée des études médicales n'existe que depuis quelques années.

Les soins primaires. — Le développement des soins primaires a été un des objectifs principaux des réformes successives. En 1995, 51 000 médecins généralistes exerçaient dans ce secteur, soit une densité de 1 pour 1 000 habitants. Le nombre de pédiatres (6 250) est largement insuffisant puisque leur densité est de 0,6 pour 1 000 enfants.

Les *médecins généralistes* sont inégalement répartis sur le territoire. Ils sont plus concentrés dans le sud du pays. Ces médecins de premier recours sont encore marginalisés au sein du service national de santé, sans réelle participation à l'activité de l'USL et coopérant assez peu avec les médecins spécialistes. Ils sont rémunérés à la capitation.

Les soins primaires comprennent également les services de garde médicale qui fournissent les soins en urgence et hors heures légales.

La médecine spécialisée ambulatoire. — Peu de médecins spécialisés de ville sont employés du service sanitaire national.

Trois types de structures coexistent : les polydispensaires publics, les dispensaires hospitaliers publics et les dispensaires privés. La plupart ont été créées par les mutuelles, antérieurement à la création du service national de santé.

Les médecins spécialistes intégrés au service de santé peuvent exercer dans plusieurs centres à la fois et être médecins hospitaliers à temps partiel. Ils sont rémunérés à l'heure de travail. L'activité des spécialistes exerçant hors hôpital est essentiellement diagnostique.

Les médecins spécialistes conventionnés externes exercent en cabinet individuel ou en clinique privée. Ils sont payés à l'acte sur la base d'un tarif conventionnel. Les cabinets individuels sont prépondérants dans les régions méridionales. Leur accès est, en principe, subordonné à une prescription du médecin généraliste.

L'hôpital. — L'offre hospitalière est constituée essentiellement de 990 structures publiques et de 656 cliniques privées conventionnées. Il existe, par ailleurs, 68 hôpitaux psychiatriques qui ont survécu à la loi préconisant leur suppression. 60 % des hôpitaux sont des petites structures de moins de 200 lits. 70 % des lits sont répartis en médecine et chirurgie.

La densité en lits est de 6,7 pour 1 000 habitants. La répartition est inégale sur le territoire. Elle varie de 5 lits pour 1 000 en Campanie à 8,3 dans le Latium.

Les régions du Sud et le Latium ont beaucoup plus recours au secteur privé que les autres régions. Les migrations de malades sont très importantes du sud vers le nord du pays. Les patients peuvent, en cas d'attente importante, s'adresser au secteur privé conventionné.

Dans le secteur public, les grands hôpitaux, au nombre de 55 actuellement, sont devenus des entreprises autonomes et gèrent librement leurs budgets depuis 1995. Les autres hôpitaux sont intégrés aux USL pour leur financement et leur gestion.

560 000 personnes sont employés dans le secteur public dont 17 % de médecins et 44 % d'infirmières.

Dans le secteur privé, on trouve, outre les cliniques conventionnées qui représentent 16 % de l'ensemble du parc hospitalier, des hôpitaux privés dits « classés », en majorité confessionnels (à peine plus de 2 % des lits).

2,5 % des lits sont dans des instituts scientifiques publics ou privés qui développent des activités de recherche scientifique biomédicale.

Les médecins exerçant dans le secteur public hospitalier sont salariés. Un peu plus de la moitié d'entre eux travaillent à temps plein. Les médecins à temps partiel sont autorisés à développer parallèlement une activité libérale.

Dans le secteur privé, les médecins sont rémunérés à l'acte. Les médecins à temps plein représentent un quart seulement du total des effectifs médicaux. Ce faible pourcentage est dû aux exonérations de cotisations sociales dont bénéficient les cliniques lorsqu'elles emploient des médecins qui ont, par ailleurs, une activité à l'hôpital.

Depuis 1997, le financement des hôpitaux se fait sur la base de tarifs spécifiques fondés sur une classification par groupes homogènes de malades (DRG). Environ 80 % des budgets des hôpitaux autonomes proviennent des régions qui leur versent un quota par malade. Le reste est couvert par des conventions avec les USL.

La pharmacie. — L'organisation du secteur pharmaceutique et de son financement est effectuée au niveau central. Les médicaments autorisés sont inscrits sur une liste. Leur prise en charge par le service national de santé est déterminée selon trois niveaux d'importance thérapeutique. Le montant du ticket modérateur pour les usagers peut varier selon les régions (40 %, 60 %, 100 % au niveau national).

Les prix des médicaments sont fixés par un comité *ad hoc*. Leur détermination est fondée sur l'analyse des coûts. Les coûts des matières premières et des salaires sont mesurés directement, ceux concernant la recherche, le développement et la promotion sont simplement évalués en pourcentage du prix final.

Les régions méridionales sont les plus fortes consommatrices en médicaments.

Chapitre XII

LUXEMBOURG, UN SYSTÈME PRIVÉ LIBÉRAL TRÉS RÈGLEMENTÉ

Le système de santé luxembourgeois est articulé autour de caisses de Sécurité sociale. Il est centralisé. Le contrôle de l'État s'exerce sur une offre de soins où le secteur privé joue un rôle prédominant. Si les médecins ont une pratique majoritairement libérale, ils ne peuvent toutefois exercer sans être conventionnés.

Quasiment toute la population bénéficie de l'assurance maladie publique.

Bref historique. — Le Luxembourg s'est inspiré dans son système de protection sociale de l'exemple de l'Allemagne. Entre 1901 et 1911 a été introduit un modèle de Sécurité sociale exclusivement réservé aux salariés, ouvriers et employés privés dont les revenus ne dépassaient pas un certain plafond. Ce n'est qu'en 1951 qu'est créée une assurance maladie obligatoire pour les fonctionnaires et l'ensemble des salariés. Le système s'étend ensuite progressivement aux artisans, commerçants et industriels (1957), puis aux travailleurs agricoles et aux professions libérales en 1962 et 1964.

A partir de 1964, commence une phase d'harmonisation et d'amélioration. Les lois de réformes de 1974 uniformisent les conditions de financement et les prestations des différents régimes. En 1978, un taux de cotisation unique est adopté et un système de compensation entre les caisses, à l'exception de la caisse maladie agricole, est institué.

Réforme récente. — La réforme la plus importante date de 1992. Elle a concerné tous les secteurs. Un mécanisme de régulation des dépenses est instauré pour la première fois. Il consiste à prendre en compte l'augmentation de volume des actes médicaux pour ajuster le niveau des honoraires médicaux l'année suivante.

La réforme de l'assurance maladie va moins loin que le projet présenté par le gouvernement qui prévoyait l'instauration d'une régime universel. L'ancienne structure subsiste avec ses neuf caisses mais celles-ci ont perdu de leur importance en faveur d'un organisme central, l'Union des caisses d'assurance maladie.

En ce qui concerne les hôpitaux, la loi prévoit la mise en place d'un budget global hospitalier.

L'administration de la santé

Le ministère de la Santé définit la politique, initie et applique la législation. Il contrôle les structures et services opérant dans le domaine de la santé. Une direction de la santé est essentiellement responsable de la protection de la santé, de l'urgence, de la veille sanitaire, de la pharmacie.

Le ministère de la Sécurité sociale est responsable de la législation sur l'assurance maladie.

La protection sociale maladie

L'assurance obligatoire. — L'assurance maladie est fondée sur deux principes, l'autonomie administrative et financière et la gestion paritaire salariés-employeurs.

La réforme de 1992 donne plus de responsabilités aux partenaires sociaux qui deviennent compétents pour fixer les niveaux de remboursements et de cotisations en association avec l'Union des caisses d'assurance maladie. Deux types de structures gèrent l'assurance maladie : l'Union des caisses et un ensemble de neuf caisses professionnelles.

L'Union a la responsabilité des questions générales de protection sociale maladie, les caisses assurent la gestion des opérations courantes avec les populations qu'elles couvrent.

Tous les résidents qui ne bénéficient pas de couverture sociale maladie peuvent s'assurer eux-mêmes à titre volontaire. En cas de situation précaire, les cotisations sont prises en charge par l'aide sociale.

Le patient doit dans certains cas participer financièrement aux frais médicaux. Les taux de remboursements vont de 80 % à 100 %. Les médicaments sont remboursés en fonction de leur catégorie et de leur intérêt thérapeutique

L'assurance maladie privée. — Elle a un rôle minime en raison de l'importance de la prise en charge publique. Elle est quasiment exclusivement fournie par une seule mutuelle complémentaire, la Caisse médico-chirurgicale mutualiste du Grand-Duché qui assure un peu plus de quatre cinquièmes de la population. La mutuelle assure en particulier les opérations intervenues à l'étranger. L'adhésion est très peu onéreuse.

L'offre de soins et de biens médicaux

Les professions de santé. — La grande majorité des *médecins* et des *dentistes* exerce en libéral, soit en cabinets privés, soit en consultations externes d'hôpitaux. Les médecins sont obligatoirement conventionnés. Les patients peuvent aller les consulter en toute liberté.

En 1995, on comptait 2,2 médecins et 0,5 dentiste pour 1 000 habitants. La proportion de spécialistes est un peu plus élevée que celle de généralistes. Les médecins sont particulièrement concentrés dans la ville de Luxembourg. Les effectifs de praticiens ont augmenté sensiblement depuis 1980, notamment parmi les généralistes et les dentistes dont le nombre a pratiquement doublé. Les professionnels de santé sont payés à l'acte.

Les assurés ont le libre choix de leur médecin traitant. Il n'y a aucune filière de soins, ni inscription auprès d'un généraliste.

La majorité des *masseurs kinésithérapeuthes*, même ceux employés dans le secteur hospitalier, exerce en pratique privée et leurs services doivent être prescrits par un médecin pour être remboursés. Les *infirmières* et les *sages-femmes* travaillent, par contre, essentiellement en tant que salarié.

L'hôpital. — Les hôpitaux sont classés en national, régionaux, locaux selon leur capacité en lits. En 1995, on comptait 34 hôpitaux publics ou privés dont 17 de soins aigus, 2 hôpitaux spécialisés, 5 de moyen séjour et 10 de long séjour. Le total des lits est de 4 560 soit 1 lit pour 80 personnes. Les hôpitaux publics ou privés sont assujettis aux mêmes règles pour l'activité et le financement.

Depuis 1995, chaque hôpital négocie son budget avec l'assurance maladie sur des prévisions d'activité à deux ans. Les investissements ne sont compris dans l'enveloppe globale que s'ils ne sont pas financés par l'État. En effet, les hôpitaux qui veulent reconvertir des lits ou se moderniser peuvent être subventionnés par l'État à raison de 40 à 75 %.

La rémunération des médecins hospitaliers n'est pas comprise dans le budget global. Les soins médicaux, en établissements sont dispensés par des médecins libéraux sous contrat. Deux hôpitaux seulement emploient des médecins salariés.

La pharmacie. — Il n'y a pas de production pharmaceutique locale. Les médicaments sont importés et commercialisés par quatre sociétés privées. Le Luxembourg accepte les spécialités reconnues par les autres pays de l'Union européenne. Une autorisation nationale est donnée par le ministère de la Santé. Les médicaments sont commercialisés exclusivement dans les officines pharmaceutiques qui sont, pour les deux tiers, des concessions d'État, gérées de façon privée.

Les concessions sont contingentées (1 officine pour 5 000 habitants). Il n'y a plus actuellement d'autorisation d'ouvrir une officine privée.

Chapitre XIII

PAYS-BAS, LA RÉVOLUTION LIBÉRALE

Le système de protection sociale maladie aux Pays-Bas associe les deux conceptions prédominantes en Europe de financement des soins, la conception bismarckienne et la conception beveridgienne. Jusqu'à un certain seuil de revenus, les Néerlandais bénéficient d'un système de Sécurité sociale. Au-delà, seule l'adhésion à des assurances privées est possible. Pour les traitements longs et onéreux, une même assurance couvre tous les citoyens quel que soit leur niveau de revenu. Depuis 1992, le système était entré dans une phase de transition vers un modèle de concurrence régulée, inspiré du projet de réforme dit Dekker-Simons, du nom de ses promoteurs. Aujourd'hui, toutefois, ce processus de réforme semble bloqué.

Bref historique. — L'origine des caisses d'assurance maladie, aux Pays-Bas, remonte aux guildes du Moyen Age. Les membres d'une guilde étaient couverts pour le paiement de leurs frais médicaux par des caisses de secours mutuels.

Au milieu du XIXe siècle, des médecins émus par la misère de la population citadine créèrent des systèmes d'assurance volontaire dans quelques grandes villes. Sous l'influence des syndicats, ces caisses maladie essaimèrent ensuite dans l'ensemble du pays. On ne comptait pas moins de 2 500 caisses dans les premières décennies du siècle. L'adhésion toutefois ne fut rendue obligatoire pour les salariés et leurs familles qu'en 1941. De 1941 à 1965, cette assurance gérée par les caisses maladie s'étend progressivement. Une loi de 1964 tente d'unifier la législation. L'assurance est obligatoire pour les salariés et assimilés ainsi que pour les personnes âgées de plus de 65 ans. Elle est volontaire pour les personnes n'appartenant à aucune de ces catégories. Un critère de revenu est défini. A la suite des difficultés financières croissantes des caisses de maladie, difficultés dues à la sélection des risques qui s'instaurait dans le cadre de l'assurance volontaire, cette dernière est supprimée en 1986 et transférée aux compagnies privées.

Parallèlement à cette législation touchant les caisses maladie est promulguée la loi du 14 décembre 1967 sur « les frais exceptionnels de maladie » (AWBZ) qui couvre les risques médicaux graves de l'ensemble de la population.

L'alourdissement des dépenses publiques de santé ainsi que la complexité croissante de la législation conduisent les responsables à s'interroger sur les modalités d'une réforme structurelle. En 1986, est publié le rapport Dekker.

La réforme Dekker-Simons. — Le *rapport Dekker*, propose certaines solutions particulièrement originales. Le nouveau modèle s'appuie sur un principe de concurrence généralisée mais tient compte néanmoins des impératifs de solidarité.

La réforme du système sanitaire, inspirée de ce rapport, est adoptée par le gouvernement le 4 mars 1988.

Dans le système proposé, toute la population doit avoir le même volant de protection sociale maladie obligatoire quel que soit le revenu. Les assurés cotisent, d'une part, sur le principe de la solidarité, à un Fonds central pour l'assurance de base (qui couvre environ 85 % des dépenses de santé). Ils versent, d'autre part, une prime variable à une caisse maladie pour une protection complémentaire. Les différences statutaires entre les caisses, publiques et privées, sont supprimées et la concurrence instaurée. Chaque assureur offre à ses adhérents la possibilité d'accéder à un réseau de soins qu'il constitue en négociant des conventions avec des professionnels de santé. L'assuré peut choisir librement son assureur en fonction des forfaits annuels qui lui sont proposés mais aussi de la qualité des prestations mises à sa disposition.

Pour le gouvernement, les avantages d'une telle réforme sont nombreux : réduction du rôle de l'État, plus grande responsabilité des institutions et des professionnels, régulation de la qualité assurée par les fédérations d'hôpitaux et les associations de médecins sous le contrôle des institutions, liberté de choix pour les assurés. Pour éviter qu'une sélection des risques ne s'instaure, l'assureur est obligé de demander à tous ses adhérents une même prime pour un même niveau de couverture. Il ne peut refuser un assuré. Le Fonds central alloue une prime d'ajustement en fonction des caractéristiques de la clientèle assurée.

Le processus de mise en œuvre de la réforme, après avoir adopté un rythme ralenti, semble aujourd'hui totalement arrêté. En mars 1995, le gouvernement a choisi de renoncer à l'idée d'un seul régime, pour garder le système dualiste, un régime couvrant les soins courants, un autre les grands risques (longue durée, psychiatrie) et l'aide sociale pour les personnes âgées. La couverture du gros risque resterait du ressort de l'État quant à son financement et sa gestion. Il ne s'inscrirait pas dans le secteur concurrentiel du projet Dekker-Simons.

En ce qui concerne l'hospitalisation, le gouvernement garde toute prérogative en matière de politique d'investissement et de régulation de l'offre. Par contre, les assureurs doivent couvrir le financement courant en se référant à l'efficience des structures et en faisant jouer la concurrence. Le gouvernement s'est engagé à développer une politique anti-trust pour favoriser cette concurrence. Le Comité Biesheuvel, du nom du Premier ministre, a préconisé la participation de spécialistes en management pour la gestion des hôpitaux, la mise en place d'un système de bonus et d'indicateurs de performances. Depuis 1996, cent établissements expérimentent ces nouveaux instruments.

L'administration de la santé

Au niveau central, *le ministère de la Santé et de la protection sociale* assume l'essentiel des fonctions dévolues au gouvernement central. Il a un rôle important de réglementation concernant la programmation, le financement, les assurances sociales. Il détermine les orientations en matière de tarifs, de prix des biens, d'honoraires des professionnels exerçant dans le secteur. La qualité des soins rentre dans ses attributions essentielles. Le ministère est assisté dans ses tâches par cinq organismes consultatifs : le Conseil national de santé publique, le Conseil de santé, le Conseil national des caisses d'assurance maladie, l'Office central des tarifs sanitaires, le Conseil hospitalier.

Au niveau régional et local, *les municipalités* gèrent les services de santé qui sont financés par la fiscalité générale.

Les communes et les 12 provinces ont des pouvoirs importants en matière d'organisation des soins et sont les niveaux opérationnels des objectifs nationaux.

L'assurance maladie

Jusqu'à un certain seuil de revenus (fixé en 1995 à 58 950 florins pour les moins de 65 ans et à 30 900 pour les plus de 65 ans), les personnes ont une obligation d'assurance. Les personnes disposant de revenus supérieurs à ces seuils s'adressent à des compagnies d'assurance privées. Un peu plus de 60 % de la population est couverte par le régime légal, 32 % par des compagnies d'assurance privées et le reste par le régime particulier des fonctionnaires.

L'assurance maladie obligatoire est organisée selon deux modalités distinctes. Le système néerlandais distingue, en effet, le financement des dépenses de santé courantes qui relève de plusieurs formes d'assurance et le financement des risques médicaux graves, assuré par la loi générale sur les frais exceptionnels de maladie (AWBZ).

Au niveau de l'assurance de base ou courante, la couverture maladie de la population était assurée, avant la réforme Dekker-Simons, par une quarantaine de caisses maladie et environ 70 compagnies d'assurance privées. Depuis l'introduction d'une concurrence entre organismes d'assurance maladie, on ne compte plus qu'environ 30 caisses publiques et 50 privées.

A la différence des soins exceptionnels et de longue durée, financés par l'imposition générale, les dépenses pour soins ordinaires sont couvertes presque entièrement par des cotisations ou des primes d'assurance. Ces dernières couvrent 85 % des dépenses, 10 % sont financées par l'État et 5 % par les ménages. Depuis 1992, les caisses maladie ont la possibilité de négocier des tarifs plus bas que les tarifs officiels arrêtés par le ministère.

Même si la réforme Dekker n'a pas été totalement appliquée, des modifications du type de couverture offerte ont été introduites. L'assurance courante couvre les soins médicaux et chirurgicaux, les hospitalisations de moins d'un an, la maternité, les soins dentaires.

Le *Fonds central de compensation* ne concerne que les caisses publiques seules. Il répartit les recettes en fonction de critères d'âge et de sexe de la clientèle.

Désormais, les assurés peuvent choisir librement leur caisse d'assurance maladie. Cette concurrence concerne également, depuis 1994, les prestataires de soins qui doivent négocier des conventions avec les assurances.

Assurance maladie privée et régimes spéciaux. — *L'assurance médicale privée* couvre un peu moins du tiers de la population à titre principal. 40 % des assurés le sont par des contrats collectifs. Les primes varient selon le type de couverture offert. Le gouvernement fixe leur montant maximum. Pour les malades à haut risque, une compensation est toutefois prévue. Enfin des assurances spécifiques existent pour couvrir des situations ou risques particuliers : accidents de travail, personnes âgées en dessous d'un seuil minimum de ressources, veuves, invalides...

L'offre de biens et services médicaux

650 000 personnes exercent leur activité principale, à titre libéral ou salarié, dans le secteur de la santé, soit 10 % de la population active.

Les professions de santé. — La densité médicale était, en 1995, de 2,3 médecins, 0,2 pharmacien et 0,5 chirurgien-dentiste pour 1 000 habitants. Alors que les médecins généralistes ont essentiellement une pratique libérale, les spécialistes travaillent exclusivement en polycliniques et hôpitaux.

Les médecins généralistes ont un rôle pivot dans le système de santé puisqu'ils sont le point de passage obligé avant tout recours éventuel aux soins secondaires. Au cours des années récentes, les pouvoirs publics ont cherché à sensibiliser prioritairement les généralistes à la prévention et aux prescriptions.

Conventionné avec une caisse de Sécurité sociale, le médecin généraliste est payé directement par cette caisse à la capitation, dégressive à partir d'un certain seuil de clientèle et, pour un tiers des cas, à l'acte. 10 % seulement des généralistes exercent leur activité dans des centres publics de santé ; 55 % travaillent en cabinets individuels et 35 % dans des cabinets de groupe libéraux.

Les médecins spécialistes assurent à la fois des soins de ville en polycliniques et des soins en établissements hospitaliers publics. Seuls 6 % des patients s'adressent directement à eux.

Les médecins spécialistes sont payés à l'acte. Leurs honoraires sont composés d'un taux fixe par prestation et d'un paiement forfaitaire. Le financement forfaitaire ne couvre que la visite et les traitements simples ; les actes chirurgicaux sont remboursés à part.

La densité des *infirmières* est assez élevée comparativement aux autres pays européens : 9 pour 1 000 habitants. Environ 7 000 infirmiers exercent en ambulatoire, essentiellement dans deux secteurs, les soins aux enfants et aux personnes âgées.

L'hôpital. — La grande majorité des établissements de soins (88 %) relève du secteur privé non lucratif. Les autres, appartiennent au secteur public. Les cliniques privées commerciales sont interdites par la loi. A l'exception des 9 hôpitaux universitaires, administrés et gérés par l'État, 90 % des établissements de court séjour, 60 % des établissements médicalisés pour personnes âgées et 90 % des établissements psychiatriques sont privés.

La densité en lits (12 pour 1 000 habitants) est relativement élevée. La durée moyenne de séjour (14,2 jours) est assez longue comparée à celle observée dans d'autres pays.

Il existe 113 hôpitaux généraux avec 51 000 lits, 32 hôpitaux spécialisés avec 4 400 lits et 11 hôpitaux universitaires pour les soins plus sophistiqués, d'une capacité de 7 600 lits.

A partir de 1983, en même temps qu'était introduit le budget global, une politique de restructuration et de restriction des capacités hospitalières a été menée par les pouvoirs publics. La densité en lits de soins aigus est passée de 4,5 pour 1 000 en 1983 à 3,7 pour 1 000 en 1994.

L'enveloppe attribuée est divisée en trois parts dont les évolutions dépendent de paramètres distincts : les besoins, le nombre de lits et de spécialistes autorisés, les indicateurs d'activité de l'établissement.

La pharmacie. — Tous les médicaments sont divisés en deux catégories. Une partie d'entre eux peuvent être achetés sans prescription dans les magasins vendant des produits para-médicaux et les « grandes surfaces ».

En 1991, a été introduit sur le modèle allemand, le principe d'un prix de référence, limité à un certain nombre de classes thérapeutiques et calculé sur la moyenne des prix des médicaments d'une même classe.

Une liste officielle des prix des médicaments sert de base de remboursement.

Les officines pharmaceutiques sont individuelles ou sous forme de coopérative. On dénombre environ 1 400 pharmacies de détail et 750 dispensaires délivrant des médicaments.

Chapitre XIV

PORTUGAL, LA PRIVATISATION ANNONCÉE D'UN SERVICE NATIONAL DE SANTÉ

Le système de santé a été réformé en référence aux principes beveridgiens des services nationaux de santé. Bien que la loi de 1979 garantisse la couverture universelle à toute la population, environ un quart des Portugais ne sont effectivement pas pris en charge par le service national de santé.

Le Portugal a consacré 7,6 % de son PIB à la santé en 1994. L'accroissement est sensible par rapport à 1980 où il n'était que de 5,8 %.

Bref historique. — La République portugaise de 1910 multiplie les tentatives d'instaurer une protection sociale. En 1919, est créé un système d'assurances sociales obligatoires, en matière de maladie, d'accidents du travail et de vieillesse qui ne connaît qu'un début d'exécution.

Durant la période dictatoriale de Salazar, le droit à l'assistance publique disparaît. *La loi de prévoyance sociale, votée en 1935*, organise la protection sociale sur la base d'accords entre syndicats de salariés et associations patronales. A partir de 1962 l'État intervient dans l'organisation de la protection sociale. Dans tous les districts sont créées des caisses de prévoyance. Ce développement de l'assurance maladie laissait cependant de côté la famille du salarié qui, elle, n'était pas prise en charge.

Après la révolution de 1974, tous les hôpitaux sont repris par l'État. Les hôpitaux locaux sont intégrés dans les centres de santé existants.

La loi de 1979 qui crée le service national de santé regroupe les deux principales instances, les services de santé publique et la Sécurité sociale. Cette dernière cesse de jouer un rôle au niveau de la prise en charge. Cependant, certains régimes d'assurance maladie restent inchangés.

Les réformes récentes. — A l'automne de 1989, le Portugal s'est engagé dans un processus de privatisation qui a concerné tous les secteurs de l'économie. La santé n'a pas échappé à ce mouvement général avec la légalisation du double exercice public-privé pour les médecins et la promotion du secteur privé pour répondre aux besoins et contenir l'accroissement des dépenses publiques de santé.

La réforme de 1993 crée cinq régions sanitaires autonomes. La référence au secteur privé s'accentue. Les services publics peuvent être gérés par des organismes publics ou même privés dans le cadre de conventions. Les centres de soins doivent s'associer aux hôpitaux pour constituer des unités sanitaires. Les médecins salariés ont le droit d'exercer en privé.

Les usagers sont incités à souscrire des assurances privées, qui se substituent à l'assurance maladie légale. L'État doit contribuer au financement des primes en fonction de l'âge, du sexe et du revenu de l'assuré.

En octobre 1995, le gouvernement socialiste suspend les réformes prévues dans le texte législatif de 1993. *Une Commission de réflexion sur l'avenir du système de santé portugais* est mise en place par le gouvernement, en 1996, pour élaborer des recommandations sur la politique de santé.

L'administration du système de santé

Au niveau central, le *ministère de la Santé* a la responsabilité de l'organisation des soins primaires et des hôpitaux ainsi que de l'élaboration des programmes de santé publique, du financement et de la planification. Il coiffe les régions et les districts. Il est assisté dans certaines de ses tâches par l'*Institut national de la santé publique*.

Le Service national de santé est, en principe, autonome aussi bien financièrement qu'administrativement mais le ministère des finances intervient pour toute création de poste.

Un *Conseil économique et social* a un rôle consultatif sur les orientations politiques à adopter.

Au niveau régional et local, *cinq régions sanitaires autonomes* sont compétentes en matière de gestion hospitalière. Chacune dispose d'un comité de planification et de coordination.

Dans le cadre du service national de santé, les soins primaires sont organisés par *18 districts* dirigés par des commissions sous tutelle du ministère de la Santé.

L'impossibilité d'accéder à certains services a conduit au développement progressif de conventions entre administrations régionales de santé et secteur privé. Si aucune convention n'existe, le patient peut se faire soigner auprès d'un médecin libéral et être remboursé ultérieurement.

La protection sociale maladie

Le service national de santé a participé au mouvement de privatisation générale. La participation financière du malade résulte d'un amendement à la Constitution, voté en 1989, rétablissant le principe, jugé anticonstitutionnel en 1986. La part laissée au patient dans le financement des soins est extrêmement lourde puisqu'elle atteint près de 38 %. *Outre la protection maladie offerte par le service national de santé*, un certain nombre de régimes d'assurance se sont maintenus.

Les régimes d'assurance maladie ont leurs propres administrations. Les soins qu'ils financent sont réalisés soit par des services sanitaires qu'ils gèrent directement, soit par des prestataires publics ou privés conventionnés. Leurs assurés peuvent s'adresser, s'ils le souhaitent, au service national de santé.

Actuellement, un quart de la population dépend de ces régimes. Les caisses maladie les plus importantes couvrent la fonction publique et les militaires, soit 18 % de la population. Celles qui assuraient des entreprises publiques ou nationalisées, telles les banques, ont été, comme les branches auxquelles elles étaient associées, privatisées. Les salariés versent des cotisations peu élevées, le reste du financement provient de l'État.

Assurances privées et mutuelles. — Environ 700 000 personnes sont adhérentes à des mutuelles qui assurent divers types de couverture à leurs membres.

Des assurances maladie privées se sont développées depuis 1980. Elles concernent 6 % de la population environ. Les primes sont déductibles de l'impôt sur le revenu.

Les personnes affiliées à des caisses maladie publiques ou à des compagnies commerciales sont libres de se faire soigner là où elles le souhaitent. Certains régimes proposent l'accès à leurs propres systèmes de soins.

L'offre de soins et de biens médicaux

En 1994, le service national de santé employait 110 000 personnes. L'offre de soins est très inégalement répartie sur l'ensemble du territoire. Le poids du secteur privé n'a cessé de croître depuis 1970, même après la création du service national de santé. Ce développement est favorisé, depuis 1990, par la fiscalité et encouragé fortement par la réforme de 1993. Les soins dentaires, de spécialistes, les examens de biologie sont réalisés majoritairement par le privé. Le service national de santé est prédominant pour les hospitalisations, les services de généralistes et les soins maternels et infirmiers.

Les soins primaires. — Les soins primaires sont organisés par district. Une grande partie est fournie dans les unités externes des hôpitaux car les centres de santé sont encore relativement peu nombreux.

Les centres de santé qui assuraient les soins préventifs aux groupes à risques ont été fondus avec les services curatifs pour former des centres intégrés de soins primaires qui regroupent à la fois des médecins (surtout des généralistes), des travailleurs sociaux, des psychologues et des infirmiers. Chaque centre de soins dessert en moyenne 25 à 30 000 habitants. Il existait, en 1994, 383 dispensaires et 463 centres de santé.

L'hôpital. — Les hôpitaux sont répartis en deux niveaux : les hôpitaux régionaux, généraux ou spécialisés, et les hôpitaux de district. Beaucoup de structures sont de petite taille. 60 % des établissements et 80 % des lits sont publics et appartiennent à l'État, 40 % des structures sont privées. La répartition sur le territoire est très inégale et reste concentrée sur les zones de Porto, Lisbonne et Coïmbra.

En 1995, il y avait 202 hôpitaux, d'une capacité globale de 43 000 lits. Le ratio lit/habitants est de 1/230. Les capacités du secteur privé se sont surtout développées en pathologie clinique, radiologie et technologies médicales avancées. 70 % des hôpitaux sont généraux et 30 % spécialisés.

Sauf urgence, les patients ne peuvent aller à l'hôpital ou consulter un spécialiste que sur indication du médecin généraliste. En hospitalisation publique, les malades bénéficient d'une prise en charge totale. Toutefois, une participation aux frais de 30 % peut être demandée en fonction du revenu.

Dans les premières années 90, les budgets des établissements ont été établis sur la base des cas traités l'année précédente et regroupés par groupes homogènes de malades. Depuis 1993, ces procédures ont été généralisées.

Les professionnels de santé. — 35 % des professionnels de santé travaillent dans le domaine des soins primaires ou de la santé mentale, 61 % exercent à l'hôpital et 4 % dans l'enseignement, la recherche ou l'administration.

Les médecins peuvent pratiquer une ou plusieurs spécialités. La médecine générale est considérée comme une spécialité. Le pourcentage de médecins exerçant en tant que généraliste est particulièrement important.

En 1995, il y avait 29 000 médecins, soit un généraliste pour 530 habitants, un spécialiste pour 1 120. La moitié du corps médical travaille à l'hôpital et plus du quart dans les centres de santé.

Les médecins exerçant dans le cadre du service national sont salariés. Dans les centres de santé, la rémunération intègre, en outre, une capitation pour chaque patient inscrit sur leur liste et des indemnités diverses, en particulier pour les médecins acceptant de travailler en milieu rural. La double pratique médicale publique-privée est autorisée pour les praticiens salariés du secteur public.

Une forte majorité de médecins exercent à mi-temps en secteur public et en secteur privé. En raison du manque d'investissements publics, du bas niveau des salaires et d'un certain laxisme de la réglementation, les médecins sont incités à fournir un niveau de soins minimal lorsqu'ils travaillent pour le service national de santé, afin d'accroître la part de marché potentiel de leur cabinet privé.

Le pays compte très peu de *dentistes* (1 200 en 1995). Le nombre de personnes formées est très faible, environ 100 chaque année.

En 1995, 120 000 *infirmiers* (1 pour 370 habitants) exerçaient dans les établissements hospitaliers.

La pharmacie. — Seules les officines et les pharmacies d'hôpitaux peuvent délivrer les médicaments. Dans les zones éloignées, on trouve également des « points de vente ». Il existe un contingentement qui impose une officine pour 4 500 habitants. Il y avait en 1995, 2 520 officines. La densité de pharmaciens d'officine est de 9,6 pour 1 000 habitants.

Les prix sont arrêtés et régulés par la Direction générale de la concurrence et des prix sous tutelle de la Direction générale de la santé. Depuis 1984, le niveau des prix, qui était déjà établi en référence à la moyenne observée dans cinq pays européens dont la France, l'Italie et l'Espagne, est limité au niveau minimum fixé dans ces mêmes pays. Deux niveaux de participation financière peuvent être demandés aux patients (60 % et 30 %). En 1986, une mesure pour réduire la taille des conditionnements a eu comme conséquence un accroissement du recours au médecin.

Chapitre XV

SUÈDE, UN SERVICE NATIONAL DE SANTÉ EN MUTATION

Le système de santé suédois est d'inspiration beveridgienne. Il est presque totalement public et financé par l'impôt.

Très décentralisé dans son fonctionnement, le service national de santé est contrôlé de façon rigoureuse par l'échelon central. Les soins sont encore orientés essentiellement vers l'hôpital.

Une réforme importante a été adoptée récemment qui s'inspire clairement des principes mis en œuvre en Grande-Bretagne.

Bref historique. — Dès le début du XVIIe siècle, gouvernement central et municipalités ont employé des médecins pour dispenser à la population les soins primaires. A la fin du XVIIIe siècle, le Parlement autorise les communes à lever des impôts pour construire des hôpitaux. A partir de 1862, les Conseils de comtés (régions) sont institués en second niveau de gouvernement et la santé devient une de leurs principales missions.

En 1946, le Parlement adopte le principe d'une assurance maladie nationale qui devient progressivement une assurance universelle.

Au cours des années 60-70 se développe un système de santé centré sur l'hospitalisation. En 1971, la distribution du médicament est nationalisée. Depuis les années 80, toutes les responsabilités concernant les prestations de soins et leur financement sont du ressort des comtés, y compris la gestion des hôpitaux universitaires.

La réforme Ädel. — Adoptée en 1992, elle a été appliquée très progressivement. Elle avait trois objectifs principaux : l'élargissement du choix offert aux patients, la réduction du contrôle central de l'administration et l'incitation à la concurrence.

Les soins de longue durée et les services sociaux pour les personnes handicapées et âgées, soit un cinquième des dépenses de santé, passent sous la responsabilité des municipalités. En 1995, ces dernières héritent également de l'assistance psychiatrique et, certaines, des soins primaires.

Le rôle de filtre assumé par les médecins généralistes est renforcé et la liberté de choix du patient étendue. Cette mesure bien qu'ajournée, est appliquée par certains comtés.

Une première ébauche de marché interne est mise en œuvre, ponctuellement. A l'image de la réforme anglaise, une distinction est faite entre acheteurs de soins et prestataires. Les comtés affectent les ressources destinées à la santé à leurs districts sanitaires, en fonction des besoins de la population. Les districts achètent des services aux hôpitaux. Tous les hôpitaux, à l'exclusion des établissements psychiatriques, doivent trouver leurs ressources par la facturation de services aux districts sanitaires locaux. Pour les radiographies, les analyses de laboratoires et certains autres services, un système de fixation interne des prix est mis en place afin de développer la concurrence.

Si les autorités locales restent responsables du budget et de son affectation, elles ne sont plus impliquées dans la gestion quotidienne de l'établissement.

L'administration de la santé

Le service national de santé est très décentralisé. Des conseils élus sont responsables de la gestion à chaque degré mais la tutelle du système revient au ministère de la Santé et des Affaires sociales.

Au niveau central, le *ministère de la Santé et des Affaires sociales* assume la responsabilité des objectifs fondamentaux et de l'efficience du système. Il réglemente le secteur de la santé. Il alloue les fonds collectés nationalement. Sous l'autorité du ministère, *l'Office national de la santé et de la protection sociale* contrôle les Conseils de comtés et les diverses agences nationales qui œuvrent dans le domaine sanitaire et social ainsi que l'ensemble des personnels. Il évalue les politiques publiques et leur adéquation aux objectifs nationaux.

Au niveau régional, la responsabilité du service public de santé appartient aux *Conseils de comtés* dont les membres sont élus. Les comtés sont au nombre de 23, auxquels s'ajoutent 3 municipalités considérées comme échelon régional. Des fédérations représentent les régions auprès des instances centrales. Les deux tiers des finances des comtés proviennent d'impôts locaux, un tiers de l'État et de l'assurance nationale.

Les comtés gèrent une population de 250 000 à 1,7 million. Ils sont responsables de la fourniture des soins primaires et secondaires, de la santé publique et de la prévention. Ils dirigent les structures hospitalières et autorisent l'installation de praticiens privés. Les comtés sont divisés géographiquement en districts sanitaires.

Au niveau local, 288 municipalités sont gouvernées par des Conseils élus et fédérées en une association qui joue le rôle d'expert. Elles sont responsables des services sociaux, de la protection maternelle et infantile, des soins psychiatriques, de l'hygiène et des services de santé scolaire. Depuis 1992, elles ont également la charge des soins aux personnes âgées et handicapées et depuis 1995, des soins de longue durée pour les personnes atteintes de troubles mentaux.

L'assurance maladie

L'assurance obligatoire. — La protection sociale maladie est organisée au niveau national et dirigée par l'Office national d'assurance maladie. Elle est obligatoire et couvre les pertes de revenus dues à la maladie ainsi que les dépenses liées aux traitements. L'assurance maladie verse directement aux praticiens et aux pharmaciens le montant pris en charge légalement. Elle est financée, à 80 %, par les cotisations des employeurs et à 20 % par le budget de l'État.

Compte tenu de la conception du système très protecteur, *l'assurance privée* est peu importante : elle n'intervient que pour 2 % des dépenses de santé. Elle ne doit son récent développement qu'à la création de structures sanitaires privées, encore peu nombreuses.

L'offre de soins et de biens médicaux

Environ 265 000 personnes travaillent dans le secteur de la santé, soit 14 % de la population active. Parmi elles, 10 à 15 000 seulement sont employées dans le secteur privé.

L'ensemble des soins est fourni par le secteur public. 950 centres de santé primaires constituent l'offre de premier recours. 90 hôpitaux assurent les soins secondaires. Depuis 1993, la possibilité de libre choix du praticien et de l'hôpital a été accordée dans une majorité de comtés. En hospitalisation, le patient a le droit de choisir un service hors de sa région mais les responsables cherchent à limiter cette liberté pour des raisons de maîtrise des dépenses. Il n'y a pas de filière de soins imposée.

Les soins ambulatoires. — Ils sont organisés au niveau des districts sanitaires et assurés par les centres de santé locaux, les consultations externes des hôpitaux, les centres de soins infirmiers et des praticiens libéraux. Dans les centres de santé, les soins primaires et de prévention sont dispensés par des généralistes, des infirmiers, des sages-femmes, des gynécologues. Les généralistes jouent un rôle de coordination entre les diverses professions. Les centres sont financés par enveloppes globales.

Les infirmiers sont souvent le premier recours du patient avant une orientation vers un médecin généraliste à l'hôpital. Pour les *soins ambulatoires*, les comtés ont le droit de fixer, depuis 1991, le montant de la participation du malade. En 1996, le ticket modérateur pour une consultation de soins primaires varie de 60 à 140 couronnes.

L'hôpital. — L'option d'un système fortement orienté vers l'hôpital et le secteur public a eu pour conséquence de développer la densité en lits. Depuis la réforme Ädel de 1992, une réduction drastique du nombre de lits a fait tomber cette densité de 11,9 pour 1 000 habitants en 1991 à 6,4 en 1995. La durée de séjour est parmi les plus fortes observées dans l'Union européenne : 9,4 jours en moyenne.

Les 90 hôpitaux sont répartis entre les différents niveaux territoriaux. La très grande majorité des lits hospitaliers relèvent du secteur public (86 %). Cependant, on observe depuis 1980 et surtout 1990, un accroissement de la part du privé de 8 % en 1990 à 14 % en 1995, en raison des listes d'attente dans les hôpitaux publics. En long séjour et pour tout ce qui concerne les soins psychiatriques, le secteur privé réalise 10 % de l'activité. A la fin des années 80, une grande partie des comtés et surtout Stockholm, ont décidé de privatiser certains services. C'est ainsi que 40 % des laboratoires et 20 % des départements de radiologie ont été transformés en structures à but lucratif. Ce mouvement s'est ensuite sensiblement ralenti.

Les 9 hôpitaux régionaux dont 8 sont universitaires assurent les soins hautement spécialisés. Ils ont une capacité moyenne de 900 lits de soins aigus et sont administrés par le conseil de comté local. 26 hôpitaux généraux ont une capacité de 450 lits environ.

Au cours des dernières années, les alternatives à l'hospitalisation se sont développées sensiblement.

Les hôpitaux sont financés par un budget global mais des essais de rémunération à la pathologie, sur le modèle des DRG (Diagnosis Related Groups) américains, ont été mis en place depuis 1985. Depuis 1992, certains comtés expérimentent un système de marché interne ; les établissements doivent trouver leurs ressources en passant des conventions de services.

Le patient doit payer un forfait journalier à l'hôpital. Les soins coûteux (qui dépassent un certain montant annuel, 1800 CS en 1996) et de longue durée sont exemptés de tout paiement.

Les professions de santé. — En 1995, on compte en moyenne 3 *médecins* pour 1 000 habitants. Depuis 1985, la progression des effectifs du corps médical s'est ralentie à la suite d'une régulation du nombre de nouveaux étudiants en médecine. 8 % des praticiens seulement exercent à temps plein en libéral.

La proportion de *généralistes* est faible : 1 médecin sur 5 ; 89 % d'entre eux travaillent dans des centres de santé primaires publics ; 5 à 10 % sont conventionnés avec la Sécurité sociale. Les médecins généralistes qui exercent dans le secteur public sont salariés des comtés. Un projet prévoit d'accorder aux médecins de famille des enveloppes budgétaires pour acheter des services hospitaliers et des soins spécialisés pour leurs patients. *Les médecins spécialistes* conventionnés et privés non conventionnés sont payés aux honoraires.

Les dentistes sont également toujours payés par honoraires, qu'ils exercent en libéral ou en centres de santé publics. On compte un peu moins de 1 dentiste pour 1 000 habitants.

On recense près de 10 *infirmiers* pour 1 000 habitants. Depuis 1980, leur nombre décroît. Les infirmiers qui travaillent dans des centres publics sont salariés. Les infirmiers exerçant dans des dispensaires de soins infirmiers constituent souvent la porte d'entrée aux soins primaires. Ils peuvent prescrire certains médicaments, donner des avis médicaux et assurer certains traitements, sous la responsabilité d'un médecin.

La pharmacie. — La distribution du médicament est nationalisée depuis 1971. L'Union nationale des pharmacies a le monopole de la vente de médicaments. Elle le fait à travers ses 800 pharmacies et ses 90 pharmacies hospitalières. Elle opère sur la base de conventions annuelles avec les comtés.

La liste des médicaments affectés d'un ticket modérateur est établi par l'assurance maladie. Le montant de la participation financière du malade est fixé par le gouvernement.

Depuis 1993, l'Assurance maladie négocie les prix des médicaments avec les laboratoires. Un système de prix de référence a été instauré la même année. L'Office national d'assurance maladie rembourse l'Union nationale des pharmacies pour un montant établi sur la base du prix le plus bas du marché majoré de 10 %.

Les tickets modérateurs sur les médicaments prescrits sont uniformes sur tout le territoire. Leur montant varie selon leur ordre sur l'ordonnance. Le patient a le droit de choisir s'il le souhaite un médicament plus cher que celui prescrit en prenant la différence à sa charge.

Conclusion

LES GRANDES ORIENTATIONS DES RÉFORMES DES SYSTÈMES DE SANTÉ

Depuis le milieu des années 70, l'ensemble des pays européens, bien que disposant de systèmes de santé et de protection sociale fondés sur des principes différents, se sont retrouvés confrontés à une même problématique : financer un domaine d'intervention sociale fortement inflationniste dans une période de croissance économique ralentie. Si les mesures prises présentent de grandes lignes de convergence, elles varient toutefois en fonction des contextes institutionnel, social et culturel. La persistance de tendances lourdes, en matière d'offre et de demande de soins a incité, plus récemment, les décideurs à s'orienter vers des réformes de fond. En même temps, dans certains pays, la volonté de prendre de la distance vis-à-vis de la gestion publique est significative d'une réorientation idéologique.

D'une tonalité gestionnaire jusqu'à la fin des années 80, les réformes ont opéré ensuite un changement d'orientation qualitatif en recherchant une approche structurelle.

— *Le désengagement financier des institutions publiques* a constitué un des premiers instruments de régulation des dépenses. Il s'agit de l'accroissement de la participation financière du malade et de la dissociation entre prix et tarifs de remboursement (en Allemagne et aux Pays-Bas pour la pharmacie, en France par la mise en place d'un secteur à honoraires libres. Ce type de démarche a constitué un premier pas vers la conception d'un prix de marché en matière de soins et biens médicaux.

Le plus fort désengagement est apparu toutefois dans les services nationaux de santé du sud de l'Europe et a permis le développement de structures privées.

— *La rationalisation et la réduction des structures d'offre* s'est traduite par un contrôle de la démographie médicale, une réduction des capacités hospitalières et, de façon qualitative, par une rationalisation de l'hospitalisation en introduisant des alternatives plus souples. Mais ces mesures ont-elles toujours été porteuses d'économies ?

— *L'affectation* a priori *d'enveloppes globales* aux structures sanitaires s'est largement appliquée à partir des premières années 80. Elle constituait déjà une des caractéristiques des services nationaux de santé qui fonctionnent sur des fondements budgétaires. Elle a été adoptée dans les systèmes bismarckiens à la suite du constat d'inefficacité des mesures visant la rationalisation des activités et des comportements. Ces enveloppes peuvent se présenter selon d'autres modalités que financières. Ainsi, en France elles se sont traduites par la fixation d'objectifs annuels quantifiés. En Grande-Bretagne les enveloppes accordées aux médecins servent à financer des contrats de services. L'encadrement *a priori* des dépenses s'est très vite heurté, cependant, à la question de la qualité des soins et de l'équité.

— La régulation des dépenses s'est inscrite progressivement dans *la recherche d'une rationalité assurant une meilleure adéquation entre moyens et besoins.* La mise en place de contrats d'objectifs, et l'instauration d'une maîtrise médicalisée illustrent cette tendance, sous des formes diverses en France, en Grande-Bretagne, aux Pays-Bas. Par ailleurs, *la création des réseaux de soins* correspond à une réaction contre une gestion trop centralisée fondée sur la fixation de normes à l'échelon national.

— *La référence aux règles de gestion de l'entreprise,* d'inspiration plus récente, constitue l'amorce d'une nouvelle conception de la conduite des activités de santé. Elle a pu s'accompagner de tentatives de privatisation. Elle tente de privilégier l'option libérale dans la recherche de l'efficience. Elle est générée par la critique des instruments de la gestion publique (dans les systèmes de santé du sud de l'Europe, en Grande-Bretagne).

— Enfin l'*introduction de relations de concurrence* entre acteurs du système de santé et la notion de contrats individuels généralisés caractérisent de plus en plus l'esprit des récentes réformes. Le projet développé aux Pays-Bas, dit « projet Dekker-Simons », en constitue l'application la plus complète, par la concurrence qu'il propose entre caisses maladie, d'une part, et professionnels, d'autre part. La réforme « Thatcher » instaure des mécanismes de marché dans un service national de santé resté entièrement public. La Finlande, à travers une réforme adoptée en 1993, s'inspire du système anglais. La même orientation a été retenue par la Suède pour moderniser son service national de santé.

Quelles que soient les garanties mises en place par l'État, le danger est réel d'une sélection des risques liée à cette *mise sur le marché* de l'ensemble de la protection sociale et à l'atomisation du système de santé qui en résulte.

On peut s'interroger enfin sur la prise en compte par toutes ces réformes des nouveaux défis auxquels sont confrontés les responsables et qui les obligent à accélérer certaines mutations : vieillissement de la population, transformation de la demande de soins et des comportements des usagers, extension des nouvelles technologies, apparition de nouvelles maladies...

ÉLÉMENTS DE BIBLIOGRAPHIE

OUVRAGES GÉNÉRAUX

Duriez M., Lequet D., *Convergence des politiques de maîtrise des politiques de santé et risques d'inégalités d'accès aux soins, Eurosanté,* Rapport à la CCE, 1991.

Lequet-Slama D. et Duriez M., Les réformes des systèmes de santé, spécificités et convergences, *Actualité et dossier en santé publique,* n° 18, 1997, Haut Comité de la santé publique.

European Union, WHO, *Health life in Europe,* 1997.

OCDE, La réforme des systèmes de santé, analyse comparée de 7 pays, *Études de politique de santé,* n° 2, 1992.

OCDE, La réforme des systèmes de santé, étude de 17 pays de l'OCDE, *Études de politique de santé*, n° 5, 1994.

Poullier J.-P, Schieber G. J., Greenwald L. M., Health Care Systems in 24 Countries, *Health Affairs,* 4, 1991.

ALLEMAGNE

Knappe E., *Rapport sur le système de santé allemand et ses réformes récentes,* Conseil de l'Europe, 1994.

Schneider M., Évolution de la législation sur la maîtrise des dépenses de santé en Allemagne, OCDE, *Études de politiques de santé*, n° 4, 1994.

AUTRICHE

Bundesministerium für Gesundheit, *Krankenanstaltenstatistik*, Ausgabe 1996.

Schneider M., Keceki A., Scholtes L., Sommer J., *Gesundheitssystemen im internationalen Vergleich,* Augsburg, 1992.

BELGIQUE

Hermesse J., Les réformes d'organisation des soins de santé en Belgique, *Solidarité-Santé,* n° 3, 1993, Ministère de la Santé, SESI.

Huymbrechs J., *L'assurance maladie en Belgique : structure, problèmes, prospectives,* Dossier LCM, 1990.

DANEMARK

Alban A., *Le service de santé au Danemark, nouvelles initiatives, Vers de nouveaux contrats entre prestataires, payeurs et pouvoirs publics,* ENSP, MIRE, 1995.

Royal Danish Ministery of Health, *Health care in Denmark,* 1994.

ESPAGNE

Elola Somoza F. J., *Sistema Nacional de Salud : Evaluacion de su efficiencia y alternativas,* Barcelona, SG Editores, 1994.
World Health Organization, *Regional Office for Europe, Health Care Systems in Transition,* Spain, Copenhagen, 1996.

FINLANDE

Council of State, *National Plan for Organizing Social Welfare and Health Care Services in 1994-1997,* Helsinki, 1993.
WHO Europe, *Health Care Systems in Transition,* Finland, Copenhagen, 1996.

FRANCE

Dupeyroux J-.J., *Droit de la Sécurité sociale,* éd.1995.
Duriez M., Lancry P.-J., Lequet-Slama D., Sandier S., *Le système de santé en France,* PUF, « Que sais-je ? », 1996.
Haut Comité de santé publique, *La santé en France,* La Documentation française, Rapports 1994, 1996.
Ministère des Affaires sociales, SESI, *Annuaire des statistiques sanitaires et sociales,* La Documentation française, 1997.
Ministère de l'Emploi et de la Solidarité, SESI, *Données sur la situation sanitaire et sociale en France,* La Documentation française, 1998.

GRÈCE

Abel-Smith A., *Report on the Greek Health services,* Ministère de la Santé et des Affaires sociales, Athènes, 1994.
Dervenis C., Polysos N., *Propositions pour l'organisation et la gestion du service national de santé,* Ministère de la Santé et des Affaires sociales, Athènes, 1995.
WHO/EURO, *General practice Profile,* Greece, 1995.

IRLANDE

Institute of public administration, *Health services development unit*, Health fact sheet, Dublin, 1995.
Stationery Office, *Report of the Commission on Health funding*, Dublin, 1994.

ITALIE

Duriez M., Lequet D., Italie, un système de santé sous influence, *Revue française des affaires sociales,* 1991.
France G., *Décentralisation et réforme des soins de santé : le cas de l'Italie, Vers de nouveaux contrats entre prestataires, payeurs et pouvoirs publics,* MIRE, ENSP, 1995.
Granaglia E., Le service national de santé en Italie grâce aux défis de la privatisation, in *Comparer les systèmes de protection sociale en Europe du Sud,* MIRE, février 1996.

LUXEMBOURG

Conseil économique et social, *L'appréciation du projet de loi de réforme,* 1993.

Ministère de la Sécurité sociale, *Rapport général sur la Sécurité sociale au Grand-Duché de Luxembourg,* 1995.

PAYS-BAS

Duriez M., Lequet D., Pays-Bas, la mise sur le marché de la santé, *Revue française des affaires sociales,* 1991.

Schut F. T., Health Care Reform, balancing corporatism, and market mechanisms, *Journal of Health Politics,* 20, 1995.

Van de Ven W. P. M. M., *Ten Years of Health Care Reforms in the Netherlands,* Open University Press, 1997.

PORTUGAL

Freixinho J. C., *Subsistemas de saùde em Portugal, estudo, caracteristicas e evoluçào futura,* ENSP, Lisboa, 1990.

INE, *Estatisticas da saùde,* Lisboa, 1995.

Pereira Joào A., Pinto Carlos, *Portugal, in Equity in the finance and delivery of health care,* Oxford University Press, 1993.

ROYAUME-UNI

Dawson D., *Regulating competition in the NHS,* York, Centre for Health Economics, 1995.

Lequet D., Volovitch P., Hôpital britannique, la concurrence tourne en rond, *Solidarité santé,* n° 3, 1995, SESI.

Maynard A., *Health care reform through internal market,* Brooking Institution et IPPR, Montréal, 1995.

SUÈDE

Conseil national de la santé et de la prestation sociale, *Public Health Report,* 1995.

Endhoven A. C., *Analysis for the Swedish health care system,* Institut suédois d'économie de la santé, Lund, 1989.

WHO Europe, *Health Care Systems in Transition,* Sweden, Copenhagen, 1996.

BIBLIOGRAPHIE THÉMATIQUE « QUE SAIS-JE ? »

Le droit international de la santé, n° 3204
Le système de santé en France, n° 3066
Le droit international de la Sécurité sociale, n° 2872
Les hôpitaux en France, n° 795
Le service public hospitalier, n° 3049
L'économie sociale, n° 2131
Le financement de la protection sociale, n° 2915
La Sécurité sociale, n° 294

TABLE DES MATIÈRES